먹어서 병을 치료하는 식이요법

내 몸을 살리는 음식

먹어서 병을 치료하는 식이요법

내 몸을 살리는 음식

해동건강연구원 편저

아이템북스

이 책을 읽기 전에

　현대 의학이 고도로 발전되면 많은 질병의 위험으로부터 벗어나 수많은 사람들이 생명을 얻고 쾌적한 건강 상태를 유지하면서 살아갈 수가 있을 것이다. 그러나 현대 의학이 가지는 한계점은 화학약제를 최고 치료 수단으로 여기며, 이에 따른 부작용도 만만찮다. 화학약제를 베터, 해프로 선택한 것은 현대 의학이 범한 난제라고 할 수 있다. 지금까지 이것에 대한 부작용이 보고된 이후, 새로운 약제에 대한 피해자 동맹이 생기거나 재판까지 벌어지고 있다.

　질병 치료는 약과 화학 치료에만 의존할 것이 아니라, 정신적 치료와 자연 요법을 함께 고려하며 자신의 체력을 만들어 나가는 것이 중요하다. 예를 들어 침·뜸·지압·척추 교정·한약·전자 요법 등은 부작용이 전혀 없는 자연의학적 요법에 도움이 될 것이나.

　현대 의학의 기본적인 성격은 대증 요법이다. 병의 근본적인 치료보다 여러 가지 증상에 따른 대응으로 완화시키는 것을 중점으로 해왔다. 그러나 이것은 약의 과다 사용과 함께 오히려 병을 낳게 된 것이다. 화학약제는 대자연의 산물인 생물체에 이단적인 성격을 가지고 있다. 그렇기 때문에 어느 것이나 크고 작은 부작용을 유발시킬 수밖에 없다. 다시 말해 부작용의 누적은 새로운 병을 탄생시키는 계기가 되고 있다.

　이 책은 병에 대한 근본적인 치유를 위한 체질 개선을 기반으로 자연식 치유법을 정리해 놓았다. 이것을 통해 화학약제의 부작용의 폐해로부터 탈출해 건강의 원리를 이해할 수 있으리라 생각한다.

차례

이 책을 읽기 전에 _ 5

제1장. 건강한 삶을 위한 자연식 치료법 _ 11

1. 건강한 삶을 위한 식사 치료법 _ 12
바로 알고 먹는 자연식 _ 13
다이어트 푸드의 경고 _ 16
잘못된 자연식 건강법 _ 17
만성병, 자연식 치료법으로 치유 _ 18

2. 자연 치유로 장을 다스린다. _ 22
단백질의 생성과 소화 작용 _ 22
장 건강의 필수요소 장내 세균 _ 23
장내 세균의 균형 유지를 위한 식생활 _ 25
발암 물질의 원인 장내 세균 _ 27
건강한 장을 위한 자연식 찾기 _ 28

제2장. 현대인의 만성 질환과 자연식 치료법 _ 39

1. 눈의 장애와 자연식 치료법 _ 41
2. 항문 질환과 자연식 치료법 _ 44
3. 수면 장애와 자연식 치료법 _ 48
4. 치아의 자연식 치료법 _ 51
5. 통증과 자연식 치료법 _ 53
6. 피부 질환과 자연식 치료법 _ 59
7. 위장 장애와 간장 장애의 자연식 치료법 _ 65
8. 기타 질환과 자연식 식단 _ 90

제3장. 문명병과 자연식 건강법 _ 111

1. 질병 치료의 시작 식단, 조절 _ 112
2. 문명병과 식사 요법 _ 116
    동맥 경화와 식단 조절 _ 116
    고혈압과 식단 조절 _ 118
    뇌일혈 예방을 위한 식단 조절 _ 120
    빈혈 예방을 위한 식단 조절 _ 122
    심장병 예방을 위한 식단 조절 _ 125
3. 알레르기성 질환의 치료 _ 127
4. 암을 고치는 자연치유 식단 _ 133
5. 정신 건강과 음식의 영향 _ 139

제4장. 질환별 간추린 자연식 요법 _ 145

간경변증을 위한 자연식 요법 _ 146
감기를 위한 자연식 요법 _ 147
갑상선 기능 저하증을 위한 자연식 요법 _ 149
견비통을 위한 자연식 요법 _ 150
간염을 위한 자연식 요법 _ 151
고지혈증을 위한 자연식 요법 _ 153
고혈압을 위한 자연식 요법 _ 154
골다공증을 위한 자연식 요법 _ 156
교원병을 위한 자연식 요법 _ 157
기관지염을 위한 자연식 요법 _ 159
구내염(구강염)을 위한 자연식 요법 _ 160
냉증을 위한 자연식 요법 _ 161
노이로제를 위한 자연식 요법 _ 162
뇌일혈(중풍)을 위한 자연식 요법 _ 163

뇌졸중을 위한 자연식 요법 _ 165
눈의 질병을 위한 자연식 요법 _ 167
담낭염과 담석증을 위한 자연식 요법 _ 168
당뇨병을 위한 자연식 요법 _ 169
동맥 경화를 위한 자연식 요법 _ 171
대장염을 위한 자연식 요법 _ 172
디스크를 위한 자연식 요법 _ 174
만성간염을 위한 자연식 요법 _ 174
만성위염을 위한 자연식 요법 _ 176
방광염을 위한 자연식 요법 _ 177
변비를 위한 자연식 요법 _ 178
불면증을 위한 자연식 요법 _ 180
빈혈을 위한 자연식 요법 _ 181
비염을 위한 자연식 요법 _ 183
선천성 심장 기형을 위한 자연식 요법 _ 184
설사를 위한 자연식 요법 _ 185
소화 불량을 위한 자연식 요법 _ 185
식도 역류를 위한 자연식 요법 _ 186
신부전증(급성)을 위한 자연식 요법 _ 187
신부전증(만성)을 위한 자연식 요법 _ 189
신장병, 신경통을 위한 자연식 요법 _ 191
심근경색을 위한 자연식 요법 _ 192
심부전을 위한 자연식 요법 _ 194
심장병을 위한 자연식 요법 _ 196
신경통을 위한 자연식 요법 _ 198
심장 쇠약을 위한 자연식 요법 _ 199
습진을 위한 자연식 요법 _ 200
암을 위한 자연식 요법 _ 201
요로결석을 위한 자연식 요법 _ 203

요통을 위한 자연식 요법 _ 205
에디슨병을 위한 자연식 요법 _ 205
여드름을 위한 자연식 요법 _ 206
월경 불순을 위한 자연식 요법 _ 207
위궤양, 십이지장궤양을 위한 자연식 요법 _ 207
위산 과다를 위한 자연식 요법 _ 208
위 아토니와 위하수를 위한 자연식 요법 _ 210
위염(급성)을 위한 자연식 요법 _ 211
이하선염(유행성)을 위한 자연식 요법 _ 213
인공투석을 위한 자연식 요법 _ 214
임신중독증을 위한 자연식 요법 _ 215
장 수술 후 회복 요법을 위한 자연식 요법 _ 216
장염(급성)을 위한 자연식 요법 _ 217
장염(만성)을 위한 자연식 요법 _ 219
저혈압을 위한 자연식 요법 _ 220
전립선 비대증을 위한 자연식 요법 _ 221
정서 장애를 위한 자연식 요법 _ 223
지방간을 위한 자연식 요법 _ 224
천식을 위한 자연식 요법 _ 226
축농증을 위한 자연식 요법 _ 227
췌장암을 위한 자연식 요법 _ 227
췌장염(급성)을 위한 자연식 요법 _ 228
췌장염(만성)을 위한 자연식 요법 _ 230
치조농루를 위한 자연식 요법 _ 232
치질을 위한 자연식 요법 _ 233
탈모증을 위한 자연식 요법 _ 234
통풍을 위한 자연식 요법 _ 235
편도선염을 위한 자연식 요법 _ 236
폐결핵을 위한 자연식 요법 _ 237

피부의 가려움증을 위한 자연식 요법 _ 237
피부 질환을 위한 자연식 요법 _ 238
화상을 위한 자연식 요법 _ 239
협심증을 위한 자연식 요법 _ 240

제5장. 연령별, 체형별 자연식 요법 _ 243

1. 어린이 식이 요법 _ 244
2. 10대 식이 요법 _ 246
3. 20대 식이 요법 _ 248
4. 30대 식이 요법 _ 250
5. 40~50대 식이 요법 _ 252
6. 60대 식이 요법 _ 254
7. 체형별 식이 요법 _ 256

제6장. 자연식 요법으로 치료한 병들 _ 259

관절 류머티즘 _ 260
교원병 _ 262
당뇨병 _ 265
비만 _ 268
선천성 심장판막증 _ 271
스몬병 _ 273
십이지장궤양 _ 275
유방암 _ 279
위궤양 _ 280
위암 _ 282
폐암 _ 285
혈청 간염 _ 288

제1장
건강한 삶을 위한 자연식 치료법

01 건강한 삶을 위한 식사 치료법

현대인들은 건강에 대한 관심이 거의 광적이라고 할 수 있다. 기계문명 시대와 공해와 스트레스에 노출된 지금, 건강을 유지하고 보호하는 것은 개인적인 차원을 넘어서 사업 형태의 양상으로 발전되고 있다.

반자연적인 생활조건의 노출은 인간의 몸을 자연에서 벗어나 병약하게 만든다. 실생활에서 흔히 볼 수 있는 살충제·방사능 폐기물·세제·농약·배기 가스·석유·공장 폐수 등 수많은 종류의 화학약제가 환경을 오염시켜 건강 장애가 발생되는 것이다. 그러나 안타깝게도 우리는 어느 곳에서도 이런 환경을 벗어날 수가 없다. 그렇지만 그것이 불가능 한 것만은 아니다. 즉 몸의 자연성을 회복하기 위한 적극적인 방법이 바로 자연식 건강법이다.

몸의 자연성이 유지되면 외적으로 발생되는 부자연성을 초월할 수 있는 능력이 훨씬 높아진다. 현대인은 영양학이 권장하는 고기·달걀·우유 등을 경쟁적으로 섭취하고 있다. 여기에다가 삼백식품·정제염·식품첨가물 등이 첨가된 가공식품을 넣은 부자연식을 먹고 있는 것이다. 한마디로 이런 식생활은 공해의 화를 입기 쉽고 만성 질환과 문명병에 노출될 수가 있다.

오늘날 4~50대에 가장 많이 발병되는 질환은 고혈압·당뇨병·동맥 경화증·만성 신염·위·십이지장궤양 등이다. 이것들이 점차적으로 발전되면 결국 암에 걸리거나 이로 인해 죽음을 맞게 되는 것이다. 자연의 파괴로 과거와는 달리 요즘은 젊은 층에도 이러한 질병들이 무서운 속도로 퍼지고 있다.

만성병은 건강한 몸에서 어느 날 갑자기 발생하는 것은 아니다. 사람의 몸은 위험 요소에 노출이 되면 체질 악화에 따라 서서히 형성된다. 즉 만성병의 준비 단계인 반 건강 상태로 접어들면 감기·변미·만성피로·알레르기·비만증 등이 나타나면서 점차 만성 단계로 넘어가는 것이다. 이것은 체질 악화로 인한 전신성 증상으로 진행되며, 결국 건강 상실이란 결과를 맞이하게 된다. 이에 따라 심각한 병에 노출되기 전, 체질 개선을 통해 건강한 신체를 만드는 것이 매우 중요하다. 이에 대한 예방책이나 치유책으로 자연식 건강법을 제시한다.

바로 알고 먹는 자연식

서점마다 식품공해·약제화·식량 위기·자원 부족 등의 경고성 표제를 앞세운 책들이 문정성시를 이루고 있다. 이에 따라 독자들은 건강의 경종에 귀를 기울이고 관심을 두고 있다. 그러나 이런 관심을 역이용한 상업주의가 밀려올 수 있다는 점도 유의해야 한다. 한마디로 잘못된 건강상식이 줄을 잇고 백해무익한 식품들이 난무하는 것도 이와 무관하지 않다.

올바른 자연건강법을 실행하고 건강식품을 선택하기 위해 자연식에 대한 올바른 이해가 무엇보다 중요하다. 자연식이란 먹고 마시는 행위를 통해 몸 속에 섭취되고 몸 안에서 자연성을 유지해 주는 것이다. 다시 말해 가공되지 않은 물건의 고유성을 자연식이라고 한다. 중요한 것은 자연식이라고 해도 유해한 것과 유익한 것이 있어 이를 잘 알고 먹어야 한다. 예를 들면 독버섯을 들 수 있다.

현대의 음식 중 완전한 자연식품을 구하기가 힘들다. 환경이 오염되고 공해가 지구를 덮고 있기 때문에 완벽한 무공해란 존재하지 않는다. 무비료 · 무농약 · 무공해의 자연농법이라고 해도 100% 자연스러운 식품이 탄생되지 않는다. 이에 오늘날 자연식건강법이란 순수한 자연식이 아니라 몸 안의 자연성을 분발시켜 체질 개선이 되도록 하는 것이 목적이다. 여기서 말하는 자연식은 우리나라의 기후 · 풍토 · 체질에 적합한 현미와 채식을 중심으로 한 식사를 말한다.

자연식 운동의 장점은 만성병 예방대책으로 발전해 온 것이다. 만성병의 완치는 일반적 요법으로는 어렵기 때문에 체질의 근본적인 개선이 반드시 필요하다. 체질이 개선되면 병의 치료뿐만 아니라 기질이나 사물에 대한 생각도 바뀐다. 이것은 인간다운 생활방식, 자연과의 조화, 평화를 필연적으로 지향하는 것이다.

건강체로의 체질 개선은 자연치유력을 높여 준다. 병을 고치는 것이 의사나 약이 아니라, 정신건강과 몸 안의 자연성으로 인한 근본적인 치료를 말한다. 한마디로 자연식이란 자연치유력을 높이는 것이다. 자연식의 두 가지 줄기는 자연식품과 건강식품이다. 자연식품은 식생활의 기초가 되는 것으로 현미, 채식을 가리킨다. 그렇지만 이것을 바르게 섭취하지 않으면 아무리 유효한 식품을 섭취해도 건강체가 될 수 없다.

건강식품은 이른바 건강강화 식품으로 정장, 정혈이나 공해 물질 배설에 빠른 효과를 나타낸다. 그 효과를 충분히 나타내는 것은 현미, 채식과 함께 서로의 힘이 잘 어울려서 작용하는 경우다.

자연식은 병을 고치기 위한 수단만은 아니다. 다시 말해 더 높은 차원 즉, 인간의 정신성을 최고조로 높이고 자연과 조화를 도모하면서 더욱 높은 문명의 차원을 얻어 나가는 확실한 수단이다. 그렇지만 그것은 한 인간으로서 건강체가 되지 못하면 불가능하다.

올바른 자연식을 애용하기 위해서는 건강식품의 개발과 활용이 중요한 포인트다. 공해는 결국 모든 사람의 체질을 악화시키는 결과를 초래하기 때문에 사람의 체질적 결함을 보충하는 것이어야만 한다. 건강식품의 개발은 이와 같은 관점에서 진행시키되, 현재 나돌고 있는 다양한 건강식품도 이런 점에서 총괄적인 점검이 필요하다. 또한 그 활용은 개개인의의 체질에 맞게 하는 것이 절대조건인 것이다. 유효성을 살려 사람의 체질적 결함을 보충하는 배아·엽록소·효소를 쓰면 누구든 그에 상당한 효과를 얻을 수가 있다. 특히 만성병의 경우 내장 기능 검사나 혈액 검사에 입각하여 적절한 건강식품을 선택하면 회복이 크게 앞당겨지는 것도 사실이다. 또한 참 건강체라면 결코 감기에 걸리지 않는다. 걸핏하면 걸리는 사람은 어쩌다가 몸에 이상이 생긴 것과는 달리 체질 면에 문제가 있기 때문에 더더욱 근본적인 요법이 필요한 것이다.

바이러스성 질환 가운데 감기는 보통 코, 목 등 기관지의 급성염증이 주요 증상으로 나타난다. 현대 의학에서는 그 원인을 바이러스에 있다고 보고 그 바이러스를 제거하는 약제나 백신을 만드는 데 열을 올리고 있다. 그러나 감기의 근본적인 원인은 사람의 체질에 있다. 바이러스를 발견했다 해도 그것은 밖에서 들어온 것이 아니라, 자기 자신의 몸에서 만들어진 즉, 장 안에서 스스로 생산된 것이다.

　장 안에는 무수한 미생물이 존재하고 있는데, 유산균을 비롯한 건강한 균에서 일정한 균형이 잡히고 있다. 이때 장 안의 환경이 악화되면, 균형이 깨어져 병적인 박테리아의 증식이 나타나고, 이후 바이러스로 모습이 전화되어 혈액 속으로 들어간다. 다시 말해 피가 탁하게 되는 것이다. 이런 바이러스가 혈류를 타고 온 몸을 돌면서 간장이나 신장 등의 장기조직에도 간헐적인 장해를 일으킨다. 특히 위쪽 기관지의 점막이 약해진 사람은 그곳에 염증이 가장 두드러지게 나타난다.

　감기에 가장 효과적인 체질 강화는 무엇보다 체질의 악화를 막는 것이다. 고기·달걀·우유·백설탕·백미 등을 먹지 말아야 한다. 또한 장 안의 세균을 정상화시키기 위해 산소를 충분히 보급해야만 한다. 환원력이 강한 효소를 쓰고, 육식성의 노폐물을 일소함과 동시에 유산균의 번식을 도모하면 되는 것이다. 몸이 차갑고 추위에 약한 사람은 인삼을 복용하는 것이 가장 효과적이다. 그리고 현미, 채식으로 바꾸어 체질의 개선을 도모하는 것이 무엇보다 중요하다.

다이어트 푸드의 경고

　우리나라뿐만 아니라 유럽과 미국 등 여러 나라에서도 자연식 운동이 활발해지고 있다. 우리보다 선진 문명국인 이들의 국가에서는 오히려 우리나라보다 더 일찍 자연식 운동을 시작했고, 현재까지 왕성하게 이뤄지고 있다. 그러나 각 나라의 사정에 따라 자연식 운동의 성격은 매우 다르다.

　우리나라 자연식에서 잘못된 음식은 특수 용도 식품에 대한 것이다. 이것은 자연식에서 벗어난 제품이나 건강보조식품으로 치부되면서, 오히려 건강 상태를 악화시켜 주기 때문이다. 특수용도 식품에서 다이어트 푸드란 당뇨병 식품, 고혈압 식품 등이 팔리고 있다. 이들 특수 용도 식품에는 생리 기능에 해로운 작용을 하는 화학 물질이 첨가되어 도리어 해를 끼칠 수가 있다.

　특수 용도 식품이라는 이름이 붙여져 있으면서 보통 식품첨가제가 든 가공식품보다 더 심각한 식품공해를 불러올 가능성이 높다. 특히 문제가 되는 것은 과당을 백설탕과는 다른 마치 유효 식품인 것처럼 광고하고 다니는 것이다. 실제 피 가운데 중성 지방이나 콜레스테롤을 확실히 높인다고 지적하는 학자도 있다.

잘못된 자연식 건강법

　일반적으로 자연식건강법에 대해 오인되고 있는 설과 마찬가지로 식품에 대한 잘못된 상식을 가지고 있는 사람들이 많다. 현대에 사는 우리가 건강문제를 생각한다는 것은 식품 공해에서 우리 몸을 방어하는 의미로 식품 공해의 상태를 파악하는 것은 극히 중요한 것이다. 식품 공해를 크게 다음의 세 가지로 나눌 수가 있다.

　첫째, 식품 첨가물에 의한 식품 공해로 볼 수 있다.
　둘째, 공해 물질에 의한 식품 공해로 볼 수 있다.

셋째, 사상의 잘못에 의한 식품 공해로 볼 수 있다.

식품 첨가물의 실태는 규정량 초과시 우리의 몸에 자연성을 손상시키게 된다. 공해 물질 또한 공해 물질이 해롭다는 것은 누구나 인정하고 있다. 가장 악질적인 공해는 사상공해 즉, 현대 영양학의 잘못된 영양이념일 것이다.

보통 사람들은 동물성의 단백질에만 좋은 성분이 있는 것으로 판단하고 탄수화물과 단백질, 지방이 각기 다른 것이라고 생각한다. 이것은 완전히 잘못된 생각이다. 또 살아 있는 몸에 있어서는 탄수화물·단백질·지방은 조건 여하에 따라 서로 이행할 수 있는 것이다. 더욱이 음식으로써 주로 탄수화물을 취하고 소화 활동에 의하여 그것을 몸에 알맞은 단백질이나 지방으로 바꾼다는 것이 정상적인 태도다. 그렇기 때문에 단백 편중의 식사는 바람직하지 않으며, 이에 따라 몸 단백합성의 구조를 혼란시켜 체력이나 저항력을 현저하게 저하시키는 꼴이 된다. 이와 같은 사상공해에서 몸을 지키기 위해서는 자연식에 대한 기초지식을 확실하게 몸에 지녀 올바른 식생활의 지혜를 가져야 한다.

만성병, 자연식 식사 치료법으로 치유

현대인은 모두 피로 누적과 과잉된 과로 속에서 움직이고 있다. 이러한 과로로 인한 피로 누적은 정신 작용에도 영향을 미치며 주의력의 결핍과 판단력 저하 등을 초래할 수도 있으며 육체적인 만성병의 진행을 촉진한다. 과로는 크게 정신적 피로와 육체적 피로로 구분된다. 정신적인 고뇌와 불안, 강박증적인 삶의 움직임은 심리적 피로로 나타나고 무리한 노동 및 생리적 피로로 육체적 피로가 발생한다. 이러한 피로는 만성병의 조기 증세로 나타난다. 만성병의 조기 증세로 병적인 피로가 나타나는 일도 있다. 피로 해소는 건강 유지 증진에 불가결하게 연결되므로 휴식과 수면을 통한 생리적 피로 해소, 스트레스 해소 등을 통한 정신적 피로로부터 안정이 필요하다.

기계문명의 발달과 더불어 속도의 시대에 살고 있는 현대에 이르러 인간의 몸에 피로가 커지는 일은 사실 당연하다고 볼 수 있다. 생활 리듬의 템포가 빠르기 때문에 인체의 생리가 거의 따라갈 수 없는 데서 심신의 피로가 생기는 것이다. 이것은 적응력으로 커버해 갈 수밖에 다른 방법이 없다. 이를 위해 체질을 강화해서 불리한 생활조건을 타고 넘어가는 것이다.

그러나 현대인의 대다수는 거꾸로 체질을 악화시키고 있다. 즉 암모니아 피로라 불리는 뿌리 깊은 만성 피로에서 헤어 나오지 못하는 실정이다. 이것은 육식을 하는 사람이 걸리기 쉬운 피로를 말한다. 동물성 단백식품은 몸 안에서 유해한 암모니아를 대량으로 배출하는데, 소량의 암모니아의 경우 독성이 약한 요소로 변화시키는 작용을 하지만 대량일 경우 그것을 미처 다 감당하지 못하고 몸 안에 암모니아가 남겨진다. 이 잔류 암모니아가 몸의 세포에 작용하여 만성의 피로가 생기게 하는 것을 말한다.

만성 피로를 해소시키고 피로하지 않은 몸을 만들려면 고기, 달걀·우유·정백식품·정제염·화학조미료 등을 그만 섭취하고 피를 정화시켜야 한다. 동시에 엽록소, 한국인삼을 보급하여 간장, 신장의 기능을 강화시키고 몸의 저항력을 높일 필요가 있다.

만성병의 일반적인 해는 대개의 생각보다 훨씬 크다. 예를 들면 배가 불러 괴롭고, 두통이나 머리가 무거운 증세에 시달리거나 심하게 되면 정신 기능도 장애를 받는다. 장벽에 역연동이 일어나 대장 안의 가스가 소장이나 위에 올라와 산통이나 위통, 경우에 따라서는 호흡 곤란, 심계 항진을 일으킨다. 또 역수송되어 온 가스 때문에 위의 확장이 일어나 위 점막의 피로가 장애를 받으면 위궤양에 빠지는 위험을 안게 된다. 심한 상습 변비가 되면 고혈압·동맥경화·간경변증·조로를 초래할 수도 있고 경우에 따라서는 뇌일혈, 협심증을 일으켜 죽는 일조차 있다.

변비증의 가장 큰 원인은 단 것을 지나치게 섭취한 것과 육식의 과잉 섭취이다. 특히 단 것은 위나 장의 조직을 이완시키는 작용을 하고, 특히 위나 장의 벽을 처지게 한다. 그 때문에 장 내용물은 잘 이동하지 못하고 정체하여 변비를 일으킨다.

고기나 달걀은 섬유질이 적고, 장의 점막을 적절히 자극하지 못한다. "약간 변비만 있을 뿐이지 별로 나쁜 데는 없다"고 하는 사람이 있지만 이런 것은 실제 문제로써는 있을 수 없다.

변비증이 완전히 나으면 머리는 맑게 되고, 충분히 잠잘 수 있으며 쉽게 피로하지 않게 된다. 그러나 변비를 해소하기 위하여 설사약을 남용하는 것은 위험하다. 변비를 해소하기 위한 설사 약은 화학약제로 장의 기능에 이상을 일으키면 한층 변비증이 심하게 된다. 설령 약초가 주체가 되더라도 설사약으로는 변비증을 근치할 수 없다.

배변의 리듬을 조정하는 것 또한 알맞은 선택이 필요하다. 예를 들어 수면 후 즉시 매실과 엽차를 마시거나 미네랄 물의 섭취, 아랫배를 마사지하는 방법 등이 있다. 변비증을 근치하는 결정적 방법은 식사의 패턴을 바꾸는 것이다. 백미나 백설탕, 화학조미료와 삼백 식품을 피하고 동물성 단백식품보다 현미 채소로 전환하는 것이 필요하다. 또한 효소·배아·엽록소의 3대 강화 식품을 보급하고, 약초차를 통해 회복을 빨라지게 할 수 있다. 이를 통하여 건강체로 체질 개선이 되며 만성병의 이행을 확실히 방지할 수 있을 것이다.

2 자연식 치유로 장을 다스린다

단백질의 생성과 소화 작용

우리가 섭취하는 음식은 섬모조직으로 둘러싸여 있다. 이 음식은 체내에 섭취된 후 천천히 동화되어 단백으로 변화된다.

우리의 몸이 행하고 있는 소화는 조직내 소화로 소화관 속에 음식이 들어오면, 거기에 소화액이 분비되어 음식이 보다 단순한 화합물로 분해되어, 장 벽에 흡수되거나 통과하는 것이다. 소화 작용을 바르게 이해하려면 장의 점막을 거대한 아메바로 생각하면 좋다. 아메바는 음식을 받아들이면 음식의 둘레에 식포라 불리는 공동을 만들고, 거기에 소화액을 분비하여 음식을 녹이고 자신의 조직과 균일화시킨다.

인간의 몸 단백은 인간의 고유한 것이므로 딴 생물체와 단백질을 그대로 이용할 수는 없다. 즉 탄수화물의 환원이 필요하다. 가장 질이 좋은 몸 단백이나, 가장 원활하게 합성하기 위한 식물성 탄수화물을 섭취해야 한다. 탄수화물 중심의 식생활을 하는 것이 양질의 몸 단백을 만드는 결정적인 요소인 것이다.

생명의 과학이라는 관점에서 소화 작용은 음식의 혼합 발전의 조건이다. 소화는 높은 차원에서 보면 생명의 물질로 발전해 나가며 장의 점막에 쌓여 적혈구라는 원시적인 세포로 진행된다. 원시 지구 시대에는 무기질에서 유기질로 유기질에서 단백질로 그리고 이 단백질의 융합에 의하여 시원생명이 탄생하는 것이다.

우리가 일반적으로 수면을 취하는 주목적은 피로의 해소와 생체리듬의 일정한 균형을 위한 것도 있지만 주는 위장을 쉬게 하는 것이 가장 큰 일이다. 대체로 한 번의 식사에 대하여 약 3시간의 휴양이 필요하다. 자꾸 졸음이 오는 것은 과식에 의하여 위장이 매우 피로한데 이어 물질 대사계의 결함 및 몸 안에 대량의 노폐물을 포함하고 있기 때문이다.

위장의 부담을 가볍게 하려면 음식물을 충분히 씹어 소화 능력을 증진시키는 것이다. 한 입에 50~60번 씹게 되면, 턱이 빨리 피곤하고 침의 분비도 많아지게 된다. 혹사에서 해방된 위장은 소화 능력이 증진하므로 영양성분은 효율적으로 흡수 이용된다. 즉 심한 공복감에 시달리지 않고 자연히 감식할 수 있는 것이다.

장 건강의 필수요소 장내 세균

장 건강의 필수요소는 장내 세균의 균형이 올바르게 이어지는 것이다. 우리의 장 안에는 무수한 미생물이 살고 있는데, 이 장 안의 세균에 의하여 우리의 건강은 지배되고 있다. 그러나 일반적으로 장 안의 세균에 대한 이해가 부족한 편이다. 건강관리를 확실히 하기 위해서는 장 안의 균에 대해 올바른 이해가 필요하다.

장내 세균은 거의가 혐기성 세균으로 이름 그대로 공기를 쐬는 것을 싫어하는 균이기 때문에 산소나 일광이 없는 어두운 장 속에 즐겨 번식하고 있다. 장내 세균의 약 90%는 박테로이레스, 카테나 박테리움, 혐기성 연쇄구균의 세 종류로 나머지 10%가 비피더스균·대장균·장구균·크로스토리디움 등이다. 그 중 비피더스균은 유산균의 일종으로 그 사람의 건강 상태를 직접 지배할 만큼의 큰 의미를 가지고 있다.

일반적으로 유산균은 여러 가지 유익한 작용을 하고 있다. 질병의 발병이나 노화, 몸의 상태가 나빠지게 되거나 장 안의 대장균이라든가 클로스트리지움 등이 늘고, 반대로 비피더스균이 줄어든다. 이것은 장내 세균의 균형이 상실되기 때문에 몸의 상태가 좋지 않게 되었다는 방향과 인과관계라고 볼 수 있다. 장내 세균의 작용은 건강 상태와 밀접한 관련을 갖고 있는 것이다.

유산균도 포함하여, 장내 세균 전체의 균형이 잡혀 있으면, 어떤 활동을 하여 몸의 건강에 이바지하느냐 하면, 주로 다음에 세 가지 점에서다.

첫째, 영양성분의 선택적인 흡수를 한다.
둘째, 비타민의 생합성을 도모한다.
셋째, 발병을 방지한다.

몸의 생리 기능 상태는 시시각각 변화하므로 그 균형을 잡기 위해 필요한 물질도 항상 변동하고 있다. 장내 세균은 몸에 필요한 음식을 효율적으로 흡수하거나 거꾸로 필요 없는 것의 흡수를 억압하거나 하여 몸의 영양적 균형을 유지시켜 주는 것이다.

예를 들면 비피더스균은 비타민 B를 합성한다. 그 대신 장내 세균의 균형이 무너지면 비타민이 듬뿍 포함된 식품을 먹어도 그 비타민은 흡수되지 않게 된다. 박테리아의 생육 상태의 여하로 음식물의 영양적 가치는 아주 다르게 되는 것이다. 최악의 경우, 비타민을 파괴하는 균이 번식하게 된다. 예를 들면 아이노리나아제균이 그것인데, 이 균은 비피더스균과 반대의 작용을 하여 비타민 B를 자꾸자꾸 파괴해 버린다. 장내 세균이 건전하면 발병의 방지에 위력을 발휘하는데, 한 번 이상 상태가 되면, 일전하여 병을 자가 발생시키게 된다.

장내 세균의 균형 유지를 위한 식생활

장내 세균의 균형이 실조하게 되면 부패균을 비롯한 유해균이 이상 번식을 시작할 수 있다. 장내 세균의 균형을 위해 다음과 같은 생활이 이루어져야 한다.

첫째, 정신적 스트레스를 최소하고 즉시 풀어주는 것이 좋다. 둘째, 식생활의 개선이 필요하다. 삼백 식품을 최소화하고 고기의 단백질을 최소화한다. 배타성이나 이기성이 강하게 되는 것은 정신 사고의 노화 현상으로 각 증세는 백미 전분이 원활하게 대사가 되지 않고 중간 대사물인 피르빈산이나 유산 등의 유해 산류가 대량으로 발생하여 피가 흐려지기 때문에 일어날 수 있다. 주요 증상은 권태·피로·견비통·손발의 저림 등이 나타난다. 또 부자연한 당질이 피 가운데 이상하게 늘면 혈관벽 조직의 대사가 장애되어 동맥 경화 등의 병변이 일어나기 쉽게 된다. 혈관에 이상이 생기면 뒤따라 심장 장애가 일어나는 것은 시간의 문제다. 이상과 같은 심신의 장애가 발판이 되어 여러 가지 만성병이 일어나게 된다. 암도 정신병도 모두 이런 과정으로 일어나는 것이다. 가공식품을 최소화하고 화학조미료의 사용을 줄이거나 피하는 것이 좋다.

인간의 몸이 건강체가 되려면 장의 부패균을 쓸어 버리고 유용 균의 번식을 도모하는 것이 불가결하다. 장내 세균을 조정하기 위해 지켜야 할 조건은 앞서 말한 바와 같이 정신의 안정, 식생활의 개선 즉 효소를 충분히 섭취하고 현미 및 채식으로 전환하는 것이다.

정신적 스트레스는 자율신경이나 호르몬의 균형을 어지럽힘과 동시에 장내 세균의 균형도 현저하게 무너뜨린다. 그러므로 신경질적인 사람은 장내 세균의 균형이 깨어지기 쉽다. 사물을 되도록 밝게 생각하는 습관을 기르고 낙천가가 되는 것이 중요하다. 낙천적인 성격의 사람은 장내 세균의 균형이 무너지기 어렵기 때문에 병에 걸리기 어렵고 또 병에 걸려도 쉽게 낫는다.

효소 중에는 산 효모가 많이 포함되어 있다. 그 효모는 장 안에 들어와 유산균을 번식시키는 데 매우 효과적인 물질 아세틸을 만든다. 이에 따라 뚜렷한 정장 효과를 나타내는 것이다. 재래식 방법으로 만든 발효식품과 산 효모는 많이 번식하므로 이를 크게 활용하면 좋을 것이다. 정장 효과의 점에서 발효식품을 뚜렷이 강화한 것이 효소라고 생각해도 좋다. 현미 및 채식은 몸 안의 자연성을 크게 높여 준다. 또한 스트레스에 대한 저항성도 크게 증강되고 고기의 해독 작용을 최소한으로 억제할 수 있다.

발암 물질의 원인 장내 세균

암이 발생하는 원인의 근본은 장에 있다. 즉 장내 세균의 조화를 잃음으로써 혈액이 깨끗하지 못하고 염증이 만들어지기 쉽기 때문이다. 특히 발암과 결부되기 쉬운 것은 이상화된 장내 세균의 작용으로 발암 물질이 만들어지기 쉽게 되기 때문이다.

예를 들면 식품 첨가물은 더럽혀진 장 안에서는 발암 물질로 변하기 쉽다. 비생리적 박테리아가 번식하며 시크로헤키실리아민이란 발암 물질로 바뀐다. 이와 마찬가지로 현재 주목되고 있는 것은 아초산염이다. 이것은 햄이나 소시지 등의 착색제, 보존제로 사용되는 것으로 장 안에 비생리적 박테리아가 많게 되어 니트로조아민이라는 발암 물질로 변한다. 장내 균이 이상화하면 담즙산이라는 생리적 물질까지 발암 물질화된다. 담즙산의 주성분은 코오르산, 데스옥시콜산 등으로 이들의 화학구조는 어느 것이나 석회 타르에서 뷰리된 발암 물질 코란토렌과 같다.

우리들의 몸 세포는 미세한 과립이 많이 모여 콜로이드계를 많이 만들고 있다. 그쪽이 여러 가지 활동을 하는데 사정이 좋기 때문이다. 그러나 몸 세포의 생활조건이 나쁘게 되면 이 과립이 해체되어 고질화된다. 즉 발암 물질이 작용하여 세포의 과립화가 일어나는 경우 암성을 가진 과립으로 생성, 바이러스에 걸리기 쉬운 것이다. 모든 병변은 염증이라는 조직 변화를 일으키지만 암 바이러스를 발생시키기 쉬운 염증이 일어나면 그것이 암종이 되는 것이다. 담즙산에서 만들어진 발암 물질, 메틸코란트렐뿐 아니라, 니트로조아민 기타의 발암 물질도 모두 같은 과정으로 암을 일으킨다고 생각해도 좋을 것이다.

건강한 장을 위한 자연식 찾기

장의 기능을 건강하게 만드는 자연식은 현미, 채식 중심식이다. 즉 현미를 주식으로 하고 채소·해초·소어패류를 부식으로 섭취한다. 이에 더불어 현대인의 체질적 결함을 보충하고 또한 항공해력, 항스트레스력을 증강시키는 건강 강화식품과 약초차를 더하도록 한다. 다음으로 자연식에 대한 몇 가지 주의점을 알아보자.

첫 번째 현미 기능

현미에는 많은 영양소가 골고루 들어 있어, 백미를 통해 부족하기 쉬운 비타민 및 단백질의 생성에 있어 중요한 역할을 한다. 현미가 갖는 효용성에 대하여 각 물질을 기준으로 알아보도록 한다.

첫째, 생명 활동에 가장 중요한 물질로 탄수화물을 들 수 있다. 탄수화물은 에너지의 3대 요소이자 몸의 단백을 생합성할 때 중핵이 된다. 인간의 몸은 탄수화물 없이 살 수 없다. 다만 화학적으로 순수한 탄수화물이 아니라 각종 유효 성분과 결합한 상태가 되어 있지 않으면 원활하게 대사되지 않는다. 그럼 현미의 탄수화물은 유효 성분이 어떤 식품보다 고밀도로 들어 있다. 주식으로서 현미가 불가결한 이유도 여기에 있다.

둘째, 현미중의 지방은 리놀산의 함유율이 높은 양질의 지방이다. 지방은 피하지방 즉, 비만을 연상하기 때문에 유해 성분같이 오해되기 쉽지만 리놀산 등의 유효한 불포화지방산이 많이 들어 있는 지방은 지방 대사를 정상화시키는 작용을 가진 유익한 것이다. 리놀산 등의 유효한 지방이 충분히 취해지지 않으면 몸 안의 지방대사는 이상화하기 쉽고 동맥 경화나 비만을 일으키기 쉽다.

셋째, 탄수화물에서 몸 단백이 생합성 될 때, 지방이나 미네랄과 함께 중요한 역할을 한다.

　넷째, 비타민의 다양한 기능이다. 먼저 B_1으로 탄수화물의 대사에 불가결하며, 대량으로 소비된다. 즉 곡물 중심적인 우리나라 사람은 크게 B_1보급에 힘써야 한다. 백미밥을 먹고 있으면 심각한 B_1 부족이 일어난다. 탄수화물의 중간 대사물인 유효 기타의 유해 성분이 조직에 정체하는 결과 신경 장애가 나타나기 쉽게 된다. 각기가 그 대표다. B_2는 지방의 대사에 불가결한 것이다. 그 이상 중대한 것은 화학약제나 독소 등을 해독할 때 한몫하고 있다. 이는 또 노화방지, 정력 증강에도 도움이 된다. 비타민 B_2로 동맥 경화, 신경과민 등을 방지하는 작용을 한다고 말한다.

　다섯째, 비타민의 일종으로 니코틴산으로 B_2와 함께 지방의 대사에 관계하고 있다. 결핍하면 피부염을 일으키기 쉽고, 신경 기능의 장애를 초래하여 노이로제를 비롯하여 여러 가지 정신 장애를 일으키기 쉽게 된다.

　여섯째, 판토텐산 또한 비타민의 일종으로 이것이 결핍하면 앓아 줄기 쉽고 식욕 부진에 걸린다. 요컨대 생명 활동의 보르테지가 낮아진 무기력 상태에 빠지기 쉽다. 또 성 호르몬과도 관계가 있어 부족하면 노화나 식욕 감퇴를 일으키기 쉽다.

　그 밖에도 간경변과 동맥 경화, 고혈압을 방지하는 코린 및 조혈에 중요한 역할을 하는 엽산, 정자의 생산을 촉진하거나 빨리 늙는 것을 방지하는 비타민 E 등의 영양 요소가 들어 있다. 또한 현미에는 공해 물질 배설 작용이 있다. 특히 휘친산은 방사선 물질, 중금속 기타 공해 물질과 잘 결합하는 성질이 있다. 그리고 장으로부터의 흡수를 저지한다. 이 휘친산은 알칼리성의 조건 아래에서 더 활발하게 작용한다. 결합율은 PH7 즉 중성에서는 약 80%지만 PH8의 알칼리 상태가 되면 100%가 된다고 말해지고 있다.

현미식은 현미를 채소·해초·어패 중심의 부식과 맞추어 섭취하는 것이다. 그 결과 장 안은 건전한 알칼리성을 유지되므로 휘친산은 크게 활동할 수 있다. 그렇게 되면 공해 물질의 대부분은 흡수 되지 않고 배설하게 된다. 또 피 속에 흡수되었다 해도 현미에는 강간, 강신 효과가 있으므로 공해 물질은 신속히 해독 배설된다. 이처럼 현미에는 많은 작용을 할 수 있는 영양소가 골고루 있다. 가장 중요한 점은 백미와 혼합식을 하여 적절한 균형을 이루는 것이며, 간헐적인 현미식을 통하여 몸의 균형을 맞춰 주는 것이라 하겠다.

두 번째 스태미나 식품

현미에는 생식 기능을 정상으로 유지하는 비타민 E가 풍부하게 들어 있다. 따라서 현미가 성적 불능이나 정력 감퇴 등의 성 기능 장애의 해소에 도움이 되는 것을 수긍할 수 있다. 그러나 그것은 단지 비타민 E의 효과에 의한 것만은 아니고 현미에 들어 있는 유효 성분이 총합적으로 작용하여 스태미나 그 자체가 강화되고 그에 뒷받침되어 성적 능력도 높아진다.

스태미나의 증강에 중심이 되는 것은 장벽의 몸 단백 합성력의 강화 현상이다. 몸의 단백 합성력이 강화되면 질이 좋은 몸세포가 만들어진다. 그와 같은 몸세포가 몸의 조직 장기를 구성하게 되면 조직 활동은 활발하게 되고 내장 기능이 강화되므로 기초체력은 필연적으로 증강한다. 몸 단백 합성력을 강화하는 데 가장 중요한 영양성분은 탄수화물이다.

미네랄·비타민·효소 등의 각종 유효 성분과 결합하고 있는 탄수화물인 것이다. 이와 같은 탄수화물은 장 벽 세포로 즉시 몸 단백 합성 작용에 착수할 수 있고 충분한 유효 성분과 공존하고 있으므로 장 벽에서 유효 성분을 빼앗는 일도 없다. 장벽은 원활하게 활동할 수 있게 된다. 그리고 이런 작업을 계속하는 일 자체가 본래의 소화 기능을 향상시키는 것이며 원시적인 건장한 적응력에 풍부한 생리 기능을 되살리는 것이다. 참으로 현미는 이상적인 스태미나 식품이다.

일반적으로는 고기가 스태미나식이라고 말해지고 있으나, 이것은 매우 잘못된 생각이다. 고기의 단백질은 일단 탄수화물에 환원된 뒤에 다시 정규의 소화의 루트를 타게 되는 것이다. 그러나 곡식 및 채식 위주의 민족, 우리나라 사람의 장 안에는 환원효소가 거의 없어 육식의 섭취가 장에 공연한 부담을 주어 기능 상실을 일으킬 뿐이다. 장 기능의 상실이야말로 스태미나 감퇴의 원흉이기 때문이다.

어패류는 체질을 양성화하는 작용을 한다. 적당히 섭취하면 남성적 능력을 높이는 데 크게 도움이 되고 이는 전체식이 되는 작은 동물을 대상으로 하는 것이 바람직하다. 또한 어패류를 섭취할 때는 동시에 해조류를 듬뿍 첨가하도록 유의했으면 한다. 미네랄을 보급하고 피의 산성화를 방지함으로써 어패류의 생리적 효과를 한층 높일 수 있다.

세 번째 채소의 효과

채소의 모양은 각기 다르지만, 전체를 놓고 보면 그 전반에 공통적인 성질이 있음을 알 수 있다. 즉 땅 속에 들어 있는 부분은 몸을 따뜻하게 하는 작용을 가지고 있고 땅 위에 나와 있는 부분은 몸을 차게 하는 작용이 있다. 다른 말로 뿌리 부분은 몸을 수축시키고 탄력 있게 하는 작용을 하고 잎줄기 부분은 몸을 팽창시키고, 느슨하게 하는 작용을 하는 상대적 성상에 있다. 그러므로 채소는 두 가지를 적절하게 혼합하여 먹으면 몸에 이로운 작용이 혼합될 수 있을 것이다. 예를 들어 소엽이나 파슬리, 춘국 등은 주로 잎을 먹고 우엉·연근·당근 등은 주로 뿌리를 먹는다. 그러므로 채소 전체로서 잎채소와 뿌리채소를 균형 있게 잘 섭취하는 것이 좋겠다.

그러나 체질에 치우침이 있을 경우는 뿌리채소, 잎채소의 비율을 바꿈으로써 체질의 균형을 바로잡지 않으면 안 된다. 얼굴이 불그레하고 목소리가 크고 체력이 충실한 양성 체질의 사람은 잎채소를 먹고, 거꾸로 모든 선이 가는 음성 체질의 사람은 뿌리채소를 각기 많이 섭취해야 한다.

일반적으로는 현대인의 체질은 음성화되고 있다. 식량은 양적으로 풍부하면서 내용적으로는 빈약하기 짝이 없다. 그 결과 거의 모든 사람이 결코 건강체라고도 할 수 없는 상태가 되고 있다. 활력이 떨어졌기 때문에 발랄한 생명 활동이 나타나지 않게 된다. 이것은 체질의 음성화 현상이다.

상태가 악화하면 만성병으로 진행될 수 있는데 만성병의 경우 특히 체질의 양성화를 목적으로 해야 한다. 이를 위해서는 현미를 주식으로 함과 동시에 뿌리채소 중심의 부식을 섭취해야 한다. 뿌리채소를 기름에 튀긴 뒤 오래 졸인 것은 체질의 양성화에 효과가 매우 크다. 이때 소금기를 보충하는 것은 몸을 양성화하는 데 중요한 조건이다. 물론 된장·간장·볶은 소금 등 자연의 소금기를 활용하도록 한다.

네 번째 생식과 가열식

생으로 먹을 수 있는 채소 및 생식은 그 속에 들어 있는 비타민류를 고스란히 섭취할 수 있다. 그러나 날채소식은 비타민보다도 수분이나 유기산이 많이 들어있을 때 더 강한 효과를 나타낸다. 즉 날채소는 유기질의 작용에 의하여 이롭게도 되고 해롭게도 된다. 그 가운데 유효 작용을 나타내는 경우에 한해 비타민의 효용이 중복되어 더욱 효과가 크다.

생식을 함에 있어 가장 좋은 몸 상태는 양성 체질이다. 식사를 잘 하고 근육질 몸으로 한겨울에도 추위를 많이 타지 않는 유형이다. 특히 동물성 단백식품을 많이 섭취해 온 사람은 날채소를 섭취하는 게 좋다. 날채소 주스를 마시면 날채소의 약효를 고밀도로 얻음과 동시에 위장의 부담도 덜게 되어 한층 효과적이다. 육식을 많이 하는 양성 체질의 사람이 날채소를 많이 먹으면 몸 안에 쌓인 독소나 노폐물은 신속히 배설되고, 체질의 중용화가 이루어질 수 있다.

반대로 음성 체질에는 역효과가 일어난다. 몸이 차고 탈염 기미가 있는 체질을 한층 더 조장시키는 것이다. 몸이 쉽게 차지거나, 기초 체력이 부족하고, 활동이 둔한 사람은 내형적 성격으로 기름에 데치거나 삶거나 하여 충분히 가열한 음식을 섭취하지 않으면 안 된다.

가열식의 잘못된 상식으로는 가열식만 섭취한다고 하여 비타민 C 부족에 걸린다고 생각하는 것이다. 그러나 이는 잘못된 생각이다. 체질에 맞는 음식을 섭취해서 소화 기능이 순조롭게 작용하게 되면 비타민 C 및 기타 성분 또한 몸에 필요한 만큼 문제 없이 몸 안에서 만들어 낸다.

결론적으로 체질에 맞는 식사를 통한 생식과 가열식의 기능 강화 및 적절한 조화를 통한 균형 있는 식습관이 중요할 것이다.

다섯 번째 미네랄 수

미네랄 수를 만들기 위해서는 수돗물을 이용하여 이에 천용석을 넣어 2주 이상 방치해 만들 수 있다. 천용석에 가는 가루를 물에 넣어 2~3시간쯤 끓인 뒤, 윗물을 뜨면 더욱 유효하다.

천용석이란 학명을 진주암, 송지암이라 부르는 석용 조면암에 속하는 천연석이다. 화산의 용암이 폭발하여 굳어진 것으로 맥을 이루지 않고 여기저기에 흩어져 있다. 산지 부근의 사람들은 옛날부터 이 돌을 물독에 넣고, 이 물을 음료수나 밥 짓는 데 기타 요리 전반에 쓰고 있다. 또 그 물을 채소에 주면 매우 잘 자라고 벌레도 꾀지 않는다. 또한 돌을 목욕탕에 넣으면 탕물은 부드럽고 보온 효과도 늘며 1~2주간 물을 갈지 않아도 오염되거나 냄새가 나지 않는다.

현시점에서 분명히 알 수 있는 것은, 천용석의 물에는 틀림없이 중성화 작용이 있다는 것과 자연치유력의 부활에 도움이 된다는 것이다. 천용석은 컵 속의 알칼리성이나 산성의 물을 중화한다. 천용석의 물이 몸 안에 들어간 경우에도 이와 마찬가지 작용이 나타나는 것으로 생각된다. 체액의 성상은 몸 세포가 활동하는 데 가장 좋은 상태로 조절되기 때문에 여러 가지 병이 낫는 것이다.

예를 들면 단지 혈압만 낮추는 것으로 화학약제를 써도 된다. 그러나 화학약제는 체액의 조절 작용을 하지 않고 생리 기능에 지장을 주기 때문에 고혈압이라는 병 자체를 정말로 낮게는 못 한다. 조절작용을 할 수 있는 것은 자연물 자체의 특성뿐이다. 그 조절작용과도 밀접한 관계가 있는 것이지만 병을 고치는 또 하나의 중

대한 요소는 자연치유력을 부활시키는 것이다. 천용석의 물이 몸 안에 들어가면 원래 몸에 구비하고 있는 항물질에 능력이 강화된다. 자연치유력의 부활 작용을 갖는 것도 자연물만의 특성이라 볼 수 있다.

여섯 번째 차茶의 효능

효소란 천연식품 중의 효소 및 효모균 그리고 그 효모균이 만든 효소 등 각종 효소 성분이 주체가 되어 있는 특수 식품이다. 특히 암에 유효한 효소는 천연식품에 당분을 넣고, 효모균을 배양시켜 만든 활성도가 높은 복합효소다. 효소의 생리 작용에 대해서는 여러 가지로 말해지고 있지만 아직 정확한 것은 잘 알 수 없다.

확실한 것은 장의 이상 발효를 방지하여 장 안의 세균의 성상을 건전하게 하는 것이다. 건강식품은 모두 정장 효과를 가지고 있지만 효소 효과는 유별나게 크다. 장에 유익한 유산균이 감소하면 이상발효가 일어나므로 유산균을 보급해 주면 좋다. 그러나 평소와 같이 소량만 섭취하게 되면 유산균의 성질상 위산으로 파괴되어 유산균으로 장 안의 세균의 성상을 좌우하기 어렵다. 실제적인 효과의 면을 살펴보면 이러한 의심을 짙게 하지 않을 수 없다.

효소의 보급은 뚜렷한 정장 효과를 얻을 수 있다. 이것은 위산에 강하고 효소가 장으로 들어와 유산균의 번식을 왕성하게 번식시켜 이루어진다고 할 수 있다. 이상발효가 해소되어 유익한 장내 세균의 번식이 왕성하게 되면, 필연적으로 피는 깨끗하게 되어진다.

부자연 식품은 그 양에 상관없이 장내 세균의 성상을 혼란시킨다. 백미 및 육식 위주의 식단을 하고 있다면 누구나 효소를 보충할 필요가 있는 것이다. 결론적으로 효소라고 해도 품질의 차이는 매우 크므로 양질의 것을 고르는 것이 중요하다. 양질이 높은 효소 중 하나로 배아를 꼽을 수 있는데 배아란 곡식을 땅에 뿌렸을 때 눈이 나오는 부분이다. 곡식의 생명이 깃들고 있는 곳이니까, 천연의 미네랄·비타민·효소 등 유효 성분의 보고다.

　백미를 주식으로 하는 현대인은 한 사람의 예외 없이 심각한 배아 성분 결핍 상태가 되어 있으니까 현미, 채식하고 또 배아를 충분히 보급해야 한다. 배아에 들어 있는 다채로운 유효 성분은 장내 세균의 균형을 회복하고, 혈액성상을 정상화시켜 신속하게 체질 개선을 도모하는 것이다. 특히 장의 기능을 건전하게 하고, 항병력을 강화시키는 성분으로는 배아 중의 비타민 B군이 특히 중요한 역할을 하고 있다고 생각된다.

　이들은 당 대사의 정상화에 불가결한 비타민이다. 당 대사가 잘못되면 물질 대사 전체가 기본에서부터 뒤흔들린다. 에너지 생산이 원활하게 행해지지 않게 되고 장기조직의 기능이 약화된다. 그 결과 여러 가지 병에 걸리기 쉽다. 또 B군은 자율신경 기능의 안정을 유지하는 데도 필수적인 물질이기 때문에 배아는 스트레스에 대한 저항력을 강화하는 데 크게 도움이 된다. 또한 공해 물질을 비활성화하고 몸 밖으로 배설하는 유효 성분도 들어있다. 이로 인하여 건강 한 사람 역시 항공해 식품으로써 꼭 활용해야 할 식품이다.

　또한 엽록소는 식물의 잎·클로렐라·해초 등의 녹색의 기본으로 천연의 종합 미네랄, 비타민 식품이다. 태양에너지를 받아 그것을 화학에너지로 전환시키는 특이한 작용을 하는 성분이다. 이 지구상 생물의 거의 전부는 이 엽록소의 덕분으로 살아가고 있다. 우리의 음식물도 근원을 따지면 모두 이 엽록소에 의해 만들어지는 것이라고 말할 수 있으나 이 엽록소를 직접 이용하는 것도 불가결하다.

　엽록소는 직접적으로 우리의 조혈 기능에 관여하는 것으로 장내 세균의 균형 회복, 장 점막 기능의 정상화에 위력을 나타낸다. 엽록소 없이는 건강한 피를 충분히 만들어 낼 수가 없다. 그러므로 인간은 푸른 채소를 먹는 습관을 갖게 되는데 현재 우리나라 사람은 그 섭취량이 매우 적어지고 있다. 백미, 육식에 추가하여 공해 물질의 침입으로 피의 산독화가 진행되고 있으니까, 더 효율적으로 엽록소를 보급하는 방법을 취하지 않으면 안 된다. 중화 해독 작용으로 인하여 피의 산독화를 방지하고 내장 기능을 속히 바로 잡을 수 있어 질병 체질의 개선에 크게 도움을 준다.

　다음으로 미네랄을 살펴볼 수 있다. 미네랄은 종합적으로 미네랄을 종합적으로 보급하고 장안의 이상발효, 배설 장애를 방지하여, 혈액을 깨끗이 하고 자율신경 내분비 기능의 정상화를 도모한다.

　또한 식물성 기름의 효능으로 리놀산, 리놀레인산 등의 불포화지방산이 피 속에서 남아 도는 중성 지방이나 혈관 벽에 침착된 콜레스테롤을 씻어 내고, 혈관의 노화를 방지한다. 담즙의 분비, 배설을 원활하게 하고 간장의 기능을 높인다. 이처럼 다양한 식품을 통하여 몸의 기능을 보안하고 또한 질병을 예방할 수 있다. 다음은 이러한 효과를 주는 물질과 더불어 현대인의 만성 질환에 대하여 살펴보고 이에 따른 자연치유법을 살펴보기로 한다.

제2장
현대인의 만성 질환과 자연식 치료법

최근 자연식 건강법과 관련하여 일반 사람들은 기초의학과 임상을 배우고 있다. 또한 그 실천자이기도 한 일반 사람들에게 건강법 붐이 일고 이로 인하여 기초상식에 대한 열풍이 높아지고 있다. 현대 의학의 약물 요법은 원래 대증 요법이다. 병이 나타내는 여러 가지 증상 및 예를 들면 두통·발열·설사 등의 하나 하나의 증상을 즉시 해소시키려는 목적으로 연구 개발되어 왔다. 대증 요법으로 즉효성이 있고 우수한 효능을 발휘한다. 병의 본체 그 자체가 과연 완치되었는가는 지극히 의심스럽다. 이는 화학약제가 갖는 그 자체의 숙명적인 성격으로 인하여 새로운 난병이 자꾸 늘어가고 있다. 현재 의원병이라 불리는 것은 그 빙산의 일각에 불과하다. 인간이 시험관 속에서 마음대로 날조한 화학약제라고 하는 것은 자연물인 우리들 체세포에는 원래 이질적 물질인 것이다. 원칙적으로 그것은 몸 안에 받아들이지 않는 것이 좋다. 그러나 현대의 화학은 이 유기물합성이라는 위험한 장난에 열중하고 있다. 아마도 이것이 인류의 장래에 중대한 영향을 끼칠 것이다. 이에 따라 가장 효과적인 것은 자연치유력은 정장 및 정혈을 전제로 하여 그 위력을 발휘한다. 정장과 정혈은 정신 요법·식사 요법·물리 요법 등의 이른바 자연 요법에 의하여 기대된다. 이것이 만병을 근치시키는 기본원리다. 이 장에서는 자연식 요법의 실제를 한데 모아 보았다.

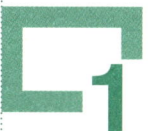

눈의 장애와 식사 치료법

눈의 노화와 장애

건조한 날씨와 황사 등의 공해로 인하여 눈의 노출은 오염에 극심화되고 이에 따라 눈의 질병도 더욱 다양화되고 있다. 당뇨병이나 동맥경화증의 질병 발병 후 눈은 더욱 큰 장애의 위험에 부딪치고 체질의 약화로 인하여 몸의 상태는 안 좋아질 수 있다.

신체의 피로와 눈의 장애는 영양의 상태에 또한 많은 영향을 받게 되는데 결국 이는 식생활에 의한 체질의 개선을 치료의 중심으로 연결된다. 곧 현미 및 채식에 의하여 눈을 구성하고 있는 세포의 질이 좋게 됨과 동시에 간장 기능에 부활되고 혈액의 상태가 정상화됨으로써 눈의 기능 장애도 제거된다.

녹내장

노인성 질환으로 연결되어 있는 것으로 알려져 있는 녹내장은 최근 나이에 관계 없이 발병률이 높아지고 있다. 녹내장은 눈이 쉽게 피로하고 견비통 및 두통, 안압 상승 등의 증상이 나타나면 의심해 봐야 한다. 정상인 안구는 내부의 일정한 수압에 의하여 구형을 유지하고 있다. 보통 건강한 사람은 10~20밀리 Hg 정도로 안압이 높아지면 안구는 굳어진다. 시신경이나 망막이 압박되고, 그 부분의 혈액의 순환이 나빠지기 때문에 시야는 좁아지고, 시력도 저하된다. 녹내장의 본태는 안압의 이상 상승이다. 그러므로 안압을 내리는 것이 치료의 안목으로 혈액을 정화하여 수분 대사를 정상으로 하며 과식을 중지하고, 자율신경 기능을 정상화시키는 것이 중요하다.

백내장

백내장의 증상은 수정체가 뿌옇게 흐려지는 것으로 시작된다. 중증이 되면 눈동자 부분도 뿌옇게 되므로 곧 알 수 있다. 눈이 부시거나 흐릿하고 대상의 초점이 잘 맞지 않는 등의 증세가 나타날 경우 백내장을 의심해 볼 수 있다. 백내장은 발병 후 시력은 극도로 저하되어 실명에 이르게 되는 무서운 질환이다.

근시, 원시

눈은 자동적으로 먼 곳과 가까운 곳을 보기 위한 자체 조절 기능을 갖고 있다. 먼저 가까운 사물을 바라볼 때는 안구의 수정체가 부풀어 두껍게 되고, 먼 곳을 볼 경우는 얇게 되어 핀트가 조절된다. 이 조절 기능은 모양 근이 긴장하거나 늦추어져서 행하여진다. 그러나 만일 이 모양 근의 기능 상태가 잘 조절이 안 되면 근시 또는 원시가 된다. 곧 상이 망막의 뒤쪽에 형성되기 때문에 가까운 것이 초점을 못 잡고, 뿌옇게 보이게 되는 원시로 돌아가게 되는 것이다. 책을 읽거나 집중하는 일이 있을 경우 핀트를 못 맞추어 눈이 쉽게 매우 피곤해질 수 있어서 집중력이 흐트러지고 아이들의 경우 원시가 되면 공부를 싫어하고, 침착성을 잃게 된다. 한편 근시는 망막보다 앞에 상이 맺어지기 때문에 먼 거리의 대상이 잘 보이지 않는다. 근시가 되면, 눈이 피곤하기 쉽고, 두통이 나거나 어깨가 결리기 쉽다.

약시

약시는 시력 자체가 약해 안경 및 보조구를 통해서도 사물이 잘 보이지 않는다. 일반적으로 약시는 눈의 결함뿐만 아니라 뇌 신경 경계 즉 시신경에도 이상이 생긴다.

빛을 느끼는 것은 눈에 있는 망막이지만 물체를 영상으로 인지하는 것은 대뇌다. 어린 아이가 약시가 되었을 경우, 침착성이나 끈기가 없고 이야기도 서투르게 할 수 있으며 걸음이 불안정하여 넘어지는 등의 장애가 일어나기 쉽다.

눈의 장애와 자연 치유 식단

눈을 건강하게 하는 영양소로는 비타민 A·B_2·망간·요오드 성분이다. 특히 불소가 많이 들어있는 식품은 시력을 강화시키고 망간, 철이 많이 들어 있는 식품은 눈의 충혈을 방지한다.

자연식 식단 즉 채식과 현미식의 적당한 섭취는 눈 건강에 한층 효과적이고 눈의 장애를 예방할 수 있다. 특히 검정깨·식물유·해초·당근·호박·파슬리등이 좋다. 그리고 여러 가지로 연구하여 더 많이 상식하도록 한다. 눈의 피로와 진정 작용에는 옥수수와 조개 수프의 효과가 탁월하며 시력 강화를 위해 국화의 꽃잎이 좋다. 평소에 눈동자의 운동 또는 지압을 통하여 눈을 강화시키는 것 또한 중요한 방법 중에 하나라 할 수 있다.

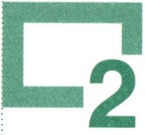
항문 질환과 치료법

항문 질환의 종류

치질

사무직의 대량화와 서양의 좌식 문화, 잦은 술자리 등으로 치질은 보편적인 만성 질환으로 자리 잡은 지 오래다. 치질이란 변비 등의 원인으로 항문의 일부가 튀어나오게 된 상태를 말한다.

직장과 항문의 점막 아래에는 약 3cm쯤의 폭으로 그물눈과 같이 정맥이 모여 있다. 골반 안의 혈액은 모두 이곳을 통해 심장으로 돌아가게 되는데 일반적으로 그 정맥의 흐름이 나빠지고 울혈이 되면 정맥이 부풀어서 혹이 생긴다. 이 혹이 터지면 출혈이 발생하고 배변할 때의 압박과 마찰로 처지는 수도 있다. 특히 변비로 변이 굳어지면 터지기 쉬워진다.

한 번의 출혈은 소량이지만, 여러 번 되풀이 되는 가운데 실혈성의 빈혈을 일으키는 수도 있다. 또 혹은 동시에 여럿이 생기는 것이 보통이다. 내부에 생긴 혹이 배변할 때 밖으로 나온 채 속에 들어가지 않기도 한다.

치질의 고통은 이러한 출혈과 외형적인 것만이 아니다. 세균 감염 등으로 인하여 염증이 생기면 고통을 느끼게 되고 걷기 힘들어지는 사태가 발생하게 된다.

일반적으로 치질은 직장의 항문 점막 아래 정맥을 지속적으로 압박하는 사람에게 일어나기 쉽다고 말한다. 예를 들면 사무원, 자동차운전기사 등, 또 이 부분에 압력을 받기 쉬운 사람 등이다. 그러나 치질 역시 체질과 밀접한 관계가 있다. 혈액 순환이 나빠지고 정맥 벽이 약한 체질의 사람이 걸리기 쉽다. 이는 곧 자율신경의 균형이 깨어지고 체세포가 약하기 때문이다.

치질에 걸리기 쉬운 체질로 진행되는 이유는 백미와 육식, 그리고 과식의 원인이 크다. 이것은 장의 기능을 혼란시키고 변비의 발생을 용이하게 하여 혈액을 매우 탁하게 한다. 이런 사람이 겨울철 또는 여름에 냉방에서 아랫배나 다리를 차게 하거나 오래 앉아 있을 경우 발병률은 더욱 높아진다.

치질은 절에 갈 때 즉, 죽음에 이르기까지 낫지 않는다 해서 치라는 이름이 지어졌다고 할 만큼 낫기 어려운 병이라고 한다. 그러나 체질을 개선하고 충분한 운동을 통한다면 근치할 수 있을 것이다.

치핵

치핵이란 항문 근처의 피돌기가 좋지 않고, 정맥이 울혈이 된 상태를 말한다. 항문이 튀어나와 압박되거나 옷에 닿을 수 있다.

치루

치루란 변 속의 세균에 의해서, 항문 근처에 염증이 일고 항문 주위에 농양이 생기는 상태를 일컫는다. 그 농양에서 고름이 흐르고, 그 뒤에 관이 형성된 것이다.

열항

열항이란 항문의 상피가 찢긴 것으로 변비로 변이 굳어졌을 때 일어나기 쉽다. 배변시 매우 심한 통증을 느껴지게 되고 자율신경의 균형이 무너지질 경우 항문 괄약근이 경련해서 아픔이 증가할 수 있다. 여러 번 발병 하게 된다면 상처 자체가 궤양이 되어 고치기 어렵게 된다.

항문 질환과 자연치유 식단

항문 지방에 도움이 되는 음식으로는 철이 많이 들어 있는 식품 및 마그네슘과 비타민 D 등이 좋다. 철이 들어 있는 식품은 직장근을 강화시키고, 배변을 원활하게 하고 마그네슘과 비타민 D를 통하여 변비를 고치고 정맥혈의 울체를 방지한다. 또한 칼슘, 칼륨이 많이 들어 있는 식품은 혈액 순환을 촉진시키고, 울혈을 제거한다.

자연식으로 현미와 채식을 생활하고 딸기를 하루 2~3개씩 상식하면 배변이 좋아지고 탁효를 볼 수 있다. 기본적으로 변비의 예방을 통하여 항문 질환을 함께 예방할 수 있다. 변비에는 비타민 A류·철·나트륨이 다량으로 들어 있는 식품을 통하여 소화를 촉진하고 비타민 B를 통해 장의 연동 운동을 높여 노폐물의 배설을 용이하게 한다.

치질에 좋은 민간 요법

치질에 좋은 민간 요법은 먼저 검정깨, 녹미채를 상식하고, 우렁

이를 갈아서 메밀가루와 개어 국부에 붙이는 것이다. 또한 쑥을 달여 낸 물을 허리 아래쪽만 담가 요탕을 하는 일 또한 중요하다. 이러한 목욕시에는 항문 둘레를 손가락 끝으로 천천히 누르며 지압을 해 주는 것도 효과가 있다. 아픔이 극심할 때는 마늘을 석쇠에 구워 뜨거운 즙이 밖으로 나올 때, 거즈로 싸서 따뜻할 동안 환부에 댄다면 통증의 완화에 도움이 될 것이다.

3 수면 장애와 식사 치료법

불면증의 원인과 식단 조절의 중요성

수면은 심신의 피로를 풀고 새 활동의 에너지를 저축한다. 이를 좀 더 구체적으로 말하면 위장을 쉬게 하는 것이다. 우리가 살아가는 데 활동의 중심을 이루고 있는 것은 소화 기능이다. 위장은 음식으로 받아들인 단순한 물질을 생명 활동을 하는 산 물질로 바꾸는 대사업을 하고 있다. 곧 쓸 수 있는 상태가 된 영양물이나 산소를 공급받고 그것을 소비하면서 활동하는 다른 장기와는 활동의 성질이 근본적으로 다른 것이다. 그러므로 위장은 뇌보다 훨씬 더 피로하다. 이 위장의 피로를 풀기 위해 수면이라는 현상이 일어나는 것이다. 수면 중에는 우리들의 정신이 가장 해방된다. 살아 있는 상태에서는 가장 자극이 적은 상태가 되기 때문이다.

불면증은 이 귀중한 작용을 정상적으로 행할 수 없게 된 것으로 중대한 문제라 아니할 수 없다. 그러나 수면은 생명을 유지하는 데 불가결한 조건이기 때문에 본래 필요한 만큼으로 자연히 잠들 수 있도록 되어 있다. 불면증은 그것이 비정상적으로 되어 있으므로 그것을 바로잡아 주어야 한다. 불면증은 그다지 고치기 어려운 병은 아닌 것이다.

불면증 환자의 거의 모두는 노이로제 기미가 있다. 사실 우울증의 사람도 적지 않다. 곧 신경기능이 잘못되어 있다. 그 신경계를 약하게 하는 최대의 원인은 식생활의 잘못에 의한 위장 장애에 있다. 위장의 활동이 나쁘게 되면 효소나 비타민 등 미량 성분의 흡수가 나쁘게 되고, 합성 능력도 저하된다. 따라서 이들 미량 성분을 대량으로 소비하면서 활동하고 있는 신경세포가 맨 먼저 타격을 받게 마련이다.

신경 기능이 약화하면 환경에 대한 순응성이 매우 저하된다. 사람에 대한 공포나 의심이 매우 강해지고 무엇이든 과민하게 반응하게 된다. 사소한 것에 마음이 걸려 잠을 못 이루고 밤중에 잠이 깨어 다시 눈을 붙이기 어렵게 된다.

일반적으로 이런 사람에 대해서는 낮 동안에 좌절을 해결하고 잠자리까지는 문제를 끌어오지 않도록 하라는 충고를 한다. 그러나 그것을 실행하지 못해 괴로워하는 것이 불면증이므로 먼저 생리적으로 신경의 쇠약을 해소하는 것이 선결조건이다. 그러나 그것만으로 거의 다 낫는다.

식사의 내용을 개선함과 동시에 소식하고 위장의 피로를 덜며 기능을 회복시키지 않으면 안 된다. 곧 현미 및 채식, 하루 두 끼의 소식이 적당하다. 보통 한 끼를 들었을 때 위장의 피로는 세 시간의 수면으로 해소된다. 따라서 6~8시간의 수면으로 쾌적한 생활을 보내려면 하루 두 끼의 식사가 적당하다. 만일 하루 삼식으로 하려면 한 끼의 식사량을 되도록 적게 하지 않으면 안 된다. 현미 및 채식의 소식이라면 하루 5~6 시간의 수면으로 충분하다. 그리고 하루나 이틀의 밤샘에도 끄떡없다. 그러나 백미 및 육식을 하고 수면시간을 줄인 생활을 오래 지속한다면 심각한 불면증에 빠진다. 또 사람은 낮에 활동을 하고 밤에 잔다는 자연의 리듬에 맞추는 것 또한 중요하다.

불면증의 식단

불면증을 예방하기 위하여 비타민 B, 철을 포함하는 식품을 통해 자율신경을 안정화시키는 것이 중요하다. 또한 망간·마그네슘·나트륨이 많이 들어 있는 식품은 숙면을 초래하는 효과가 있으며, 낮에도 자꾸 졸음이 오는 것을 방지한다. 현미 및 채식을 실천하고 다음과 같은 민간 요법을 병행하면 불면증은 근치된다.

먼저 양파를 생식하면 숙면에 효과적이고 상추 또한 잠이 오는 성분을 갖고 있어 도움이 된다. 치자나무의 과피 10g을 하루의 양으로 하여 달여 마시면 마음이 가라앉고 숙면할 수 있다. 자기 전에 미지근한 물에 천천히 들어가 목욕을 하는 것 또한 좋은 숙면을 취할 수 있을 것이다. 현미떡의 경우, 한 조각을 아무 간도 맞추지 말고 그대로 취침 전에 먹는다. 밤중에 가끔 소변을 보러 잠을 깨는 사람에게 탁효가 있다. 몸을 덥히고 밤중에 깨는 일도 없이 아침까지 숙면할 수 있다.

자리에 들기 전에 매실 1, 2개를 더운물에 담갔다 마시거나 저녁 식사로 염교를 먹는다. 또한 곶감 3개와 물 600cc를 약한 불에 잘 달여, 자기 전에 마신다. 발을 중심적으로 지압하는 것 또한 큰 효과를 누릴 수 있다.

4 치아의 자연식 치료법

치조농루

　치조농루란 이의 둘레 조직이 곪아 점점 침해되어 가는 병이다. 잇몸의 가에서 출혈하거나 이와 잇몸 사이에서 고름이 나거나 잇몸이 붓거나, 거꾸로 오므라들거나 한다. 특별한 아픔은 없으므로 마음에 두지 않는 이가 많다. 병이 진행되면 이가 흔들리고 치열도 나쁘게 되며 음식을 먹을 때도 힘이 나지 않고 잇몸이 붓고 매우 아프게 되다. 그리고 입에서 냄새가 나는 등 곤란한 증세로 발전할 수 있다. 그러다 이내 이가 흔들리고 전부 빠지게 되는 등 악화 증상으로 발전하게 되는 것이다.
　이집트의 미라에서도 치조농루가 발견되었듯이 먼 옛날부터 있던 병이었지만 아주 흔한 병이 된 것은 극히 최근의 일이다. 현대에서는 어른의 90% 이상이 치조농루라고 말하고 있다.
　치조농루는 치육염에 잇달아 일어나는 수가 많다. 그 치육염은 특히 이의 불결에서 일어난다고 말한다. 특히 이 뿌리에 음식의 찌꺼기가 남아 있으면, 침의 성분 즉 칼슘 등은 세균의 작용으로 석회화되고, 그것이 잇몸을 자극하여 염증을 일으키게 된다. 그러므로 이를 깨끗이 하도록 주의하는 것이 중요하지만 그 이상의 중요한 것은 체질을 개선하는 것이 먼저가 되어야 할 것이다. 혈액을 깨끗이 하여 잇몸의 혈액 순환을 좋게 하지 않으면 안 된다.

치조농루의 식단

치조농루를 방지하는 식품들에는 칼륨·염소·불소가 들어 있는 성분이다. 비타민 A·C·D를 포함하는 식품은 치질을 튼튼히 한다. 특히 규소, 칼륨이 많이 들어 있는 식품은 이뿌리를 튼튼하게 하는 효과가 있다.

현미 및 채식을 생활화하고 다음과 같은 민간 요법을 병행하면, 치조농루는 방지되고 또 악화를 막을 수 있다.

먼저 가지를 숯같이 태워 닦거나 숯같이 태운 것에 거친 소금을 섞은 것을 칫솔에 묻혀 이와 잇몸을 잘 마사지하듯이 닦게 되면 입 안의 악취가 사라진다. 별꽃을 건조시켜 가루로 만든 것에 거친 소금을 섞고 가지숯과 같이 써도 좋다. 또한 샐러드채와 셀러리를 상식하는 것 또한 많은 도움이 될 것이다.

5 통증과 자연식 치료법

통증의 종류와 원인

승모근의 질환 경비통

견비통이란 승모근이 굳어지며 뻐근한 불쾌함이 일어나는 증상이다. 승모근은 목의 뒤에서 두 어깨, 또한 등의 중앙부에 퍼져 있는 마름모꼴의 큰 근육이다. 원래 무거운 두 팔을 늘이고, 무거운 머리를 받치고 있는데 목과 어깨는 몸의 상부에 있어, 혈액 순환이 좋지 못하고 울혈되기 쉽다. 그러므로 과로나 피로에 의하여 견비통이 일어나기 쉽다.

과로나 피로에 의한 견비통의 경우 휴식을 통하여 해결이 되지만 만성 견비통의 경우 몸을 쉬는 것만으로는 낫지 않는다. 지속적인 혈액 순환의 장애 및 조직의 영양 장애 등이 원인이 되어 일어나기 때문이다.

목이나 어깨에 영양 장애가 일어나면 목이나 등뼈, 어깨 관절에 변형이 일어나고 근육의 이상 수축이 일어나거나 또 뼈와 뼈를 연결시키는 역할을 하는 추간판이 얇게 되어, 그곳을 지나가는 신경을 압박하기 쉽다. 혈액 순환이 나쁘게 되면 산소의 공급이 적게 되고 정맥이 울혈되어 피로 물질이 쌓이기 쉽기 때문에 역시 세포 활동은 장애가 되어 여러 가지 트러블을 일으키기 쉽다.

만성 견비통을 고치기 위해서는 채식을 실천하고 혈액의 상태를 정상으로 만들지 않으면 안 된다. 조직에 필요한 영양분을 보냄과 동시에 조직에 생긴 노폐물을 신속히 운반해야 한다. 혈액의 질이 좋아지면, 혈액의 탄력성도 증대하고 혈액의 순환도 자연히 좋게 된다. 가장 중요한 점은 자세를 바르게 하여 조기 예방을 하며 체조나 지압, 또는 교정 요법, 온열 요법을 하면 더 효과적일 것이다. 이는 곧 혈액 순환이 촉진되거나 반사기전에 의해서 견비통을 해소할 수 있을 것이다.

요통증의 원인과 체질 개선

요통의 발병은 여러 가지 원인으로 일어난다. 예를 들어 질환의 한 증세로 일어나는 경우나 내장 장애에 의한 방산통에 의한 경우 등이다. 특히 심한 증세를 나타내는 요통은 추간판의 이상으로 일어나는 것이 많다.

등뼈는 하나의 뼈로 된 것이 아니라 32개의 뼈가 염주 꿰듯이 이어져 이루어지고 있다. 그러므로 등뼈에 유연성이 있어 몸을 자유로 굽히거나 움직일 수 있는 것이다. 뼈와 뼈 사이에는 추간판이 있어 쿠션의 역할을 하고 있다. 이 추간판의 탄력성이 약화되면 아래위 뼈의 압박을 받아 얇게 되거나, 밖으로 튀어나오는 추간판 헤르니아로 변하여 가까이에 분포되고 있는 신경을 자극하고 척추신경을 압박하여 고통을 발생시킨다.

그 밖에 여성은 미용식으로 생각하여 과일을 과다하게 섭취하는 것도 몸을 지나치게 차게 하여 요통의 한 원인이 발생할 수 있다. 그러므로 요통의 치료는 혈액의 질을 좋게 하여 요부의 혈액 순환을 촉진시키는 것이 가장 필요하다. 추간판은 여느 때에도 영양이 잘 보급이 안 되는 곳이므로 혈액의 기능을 좋게 하여 영양물이나 산소를 더욱 효율적으로 보내지 않으면 안 된다.

요통은 평소 허리를 잘 쓰는 육체노동자보다 오히려 사무 계통의 일에 종사하는 사람에 흔히 볼 수 있다. 백미, 육식으로 혈액이 흐려지고 체세포의 질이 가뜩 약해진 것에 따른다. 이에 운동 부족이 더해지면 추간판의 섬유테가 느슨해지고 허리에 오는 무리로 수핵이 빠져 나오기 좋은 조건을 다 구비시켜 주는 것이다. 이런 사람은 장거리 드라이브에 나가거나 밤새워 책상다리로 앉아 마작을 하는 등 골프채로 허리를 굽히는 것일 발단이 되어 간단한 요통증을 일으키게 된다.

여성이 요통이 일어나기 쉬운 것은 남성과 달리 골반 안에 자궁이나 난소 등의 내성기가 있고, 이들에 분포하는 혈관도 복잡하여 호르몬이나 자율신경의 영향을 받아 충혈이나 울혈 등 혈류의 장애가 일어나기 쉽기 때문이다. 그러나 중요한 것은 요통의 근본요법으로 자연식 식단을 중심으로 한 체질의 개선이다. 이와 동시에 언제나 바른 자세를 지니고 허리 근육의 지나친 긴장을 제거할 것, 허리의 운동이나 입욕, 적외선 등으로 허리의 혈액 순환을 좋게 할 것을 염두에 두어야 한다.

각종 신경통

신경통이란 피부나 관절, 근육 등의 감각을 주재하는 '자각신경'이 염증, 압박 등의 장애를 받음으로써 일어나는 아픔을 말한다. 두통이나 복통 등과 마찬가지 특정한 증세의 이름이다. 그러나 신경통은 어떻게 해서 생기는가 하는 메커니즘에 대해서는 아직 완전혀 해명되어 있지 않다. 유력한 원인으로 생각되는 것은 비타민 결핍·알레르기·호르몬 실조·동맥 경화·세포 감염 등이다.

가장 큰 원인으로 영양의 균형이 무너졌기 때문에 생리기능이 혼란된 것으로 볼 수 있다. 특히 노폐물의 배설이 잘 되지 않고, 혈액 순환이 나쁘게 되고 흐려진 혈액이 조직에 울체되어 있는 것이 큰 요소가 되고 있다. 또한 아픔이 주요한 증세라는 공통점 때문에 류머티즘과 혼동되기 쉬운데 엄밀하게는 상이한 질환이다. 류머티즘과 대비한 경우는 신경통은 신경의 경로에 따라 아픔이 일어나는 병이라고 생각하면 좋다.

류머티즘 및 기타, 고통이 일어나는 여러 가지 병과 상이한 점은 주로 다음의 세 가지다.

첫째, 발작적으로 격심한 고통이 습격한다.
둘째, 고통의 범위가 일정한 신경의 지배 영역에 한정되어 있다.
셋째, 동통의 발작이 나타났을 때 신경이 몸의 표면에 가까운 곳을 통하는 곳을 누르면 특히 아픔을 강하게 느낀다. 곧 압통점이 있다.

신경통에 많은 것은 허리에서 발에 걸쳐 일어나는 좌골신경통 및 배에서 허리에 걸쳐 일어나는 요복신경통, 머리에서 안면에 걸쳐 일어나는 삼차 신경통 등 아픔이 일어나는 장소나 아픔을 느끼는 신경의 이름을 붙였을 뿐으로 신경통 자체에는 변함이 없다. 어느 것이나 체질의 악화를 제거해 두면 고통이 자연히 사라진다.

통증에 좋은 자연식 치유 식단

견비통에 좋은 자연식

견비통은 비타민 B_1이 풍부한 식품을 섭취하여 소화력을 높여 위의 피로를 풀어주는 것이 중요하다. 망간이 많이 들어 있는 식품은 근육의 결림을 제거한다. 칼륨이 많이 들어 있는 식품은 혈류를 촉진하고 아픔을 가라앉힌다. 현미 및 채식을 실천하고 다음과 같은 민간 요법을 병행하면 더 빨리 근치된다.

첫째, 삼백초를 달여 마시는 것을 통하여 근육의 결림 및 근육 섬유의 피로를 제거 한다.
둘째, 충분한 운동을 통한 근육의 활용을 이완시킨다.
셋째, 어깨를 부분적으로 너무 쓸 경우 어깨를 누르고 가장 아픔을 심하게 느끼는 곳에 금속 자기침을 꽂는다.

요통에 좋은 자연식

요통에는 비타민 B류가 많이 들어 있는 식품을 통하여 신경계의 과민성을 제거한다. 나트륨, 망간이 많이 들어 있는 식품은 신경의 염증이나 경련에 의한 고통을 진정시킨다. 현미 및 채식을 하고, 다음과 같은 민간 요법을 병행하면 보다 빨리 근치될 수 있다.

첫째, 뽕잎과 쑥을 달여 차 대신 마신다.
둘째, 뽕잎·결명자·율무를 달여 차 대신 마신다.
셋째, 솔잎 약탕, 무의 마른 잎·창포·밀감껍질 등을 달인 물을 욕조에 넣고 목욕한다.

넷째, 뒷걸음치기를 통해 추간판 헤르니아에 효과를 준다. 뒷걸음치듯 뒤쪽으로 보통걸음으로 걷는다. 평소 쓰지 않던 근육을 쓰기 때문에, 그 자극으로 몸의 변조가 시정된다.

신경통의 경우에는 침 · 뜸 · 지압 등도 매우 유효하다.

6 피부 질환과 자연식 치료법

피부 질환은 계절의 변화에 따른 온도 및 기계·화학적 자극, 자외선 등의 여러 자극으로 발생하게 된다. 또한 유효 성분을 흡수하고 노폐물을 배출하는 등 생리 기능 전체의 정상화에도 중요한 역할을 하고 있다. 피부 자체는 내부에서 분비되는 피부 지방과 땀이 뒤섞여 만들어진 산성의 막에 표면이 덮여 보호되고 있다. 이 지방막은 강한 살균 작용을 가지고 있다.

또 산성이기 때문에 체내의 노폐물은 원활하게 밖으로 내보내는 기능이 있다. 그러나 피부 생리에 이상이 생기면, 지방막이 얇게 되거나 알칼리화되면 피부의 저항성은 저하되고 거꾸로 피부 표면에 부착된 유해물을 마구 끌어들이고 만다. 피부로 인한 장애의 발생은 경시할 수 없는 중요한 일임은 틀림없다.

피부 질환의 종류

진행성 지장 각피증

진행성 지장 각피증은 체질과 중성세제의 독이 상승 작용을 일으켜 일어나는 피부 질환이다. 가정주부에 많기 때문에 주부 습진이라고도 한다. 혈류가 나쁘거나 피부가 거칠기 쉬운 체질의 사람이 중성세제를 쓰면, 분비가 부족하기 쉬운 피부 지방이 씻겨 나가 각질을 드러나게 한다. 사람에 따라 증세는 일정하지 않지만 손이 꺼칠꺼칠하게 되어 살이 트거나 흰 점들이 생겨 살갗이 벗겨지거나 한다. 이것들은 손가락 끝에서 생기기 시작하여 차례로 손바닥 쪽으로 퍼져간다.

합성세제는 원래 기름기를 잘 씻어 내도록 만든 것이므로 사람의 피부를 덮고 있는 지방막도 씻어 내는 것이 오히려 당연할 수 있다. 세제의 성분은 피부에 흡수되어 혈액 속에 들어간다. 곧 혈액독이 되어 간장 기능에 영향을 미치고 이번에는 내부에서 피부를 약화시키는 요소가 된다.

일단 피부 장애가 일어나면 세제의 사용을 중단해도 그 밖의 여러 가지 자극을 받기 쉬운 상태가 되어 있기 때문에, 그것만으로 병세의 호전을 보기 어려운 경우가 많다. 세제를 사용할 때는 고무장갑을 끼되, 면장갑을 끼고 그 위에 껴야 한다. 피부병을 방지하기 위해 이런 주의는 꼭 필요하다. 그 이상 중요한 것은 피부 장애를 일으키기 어려운 체질로 근본적인 개선을 하는 것이다.

가려움증

가려움증은 주로 피부가 노화되었을 경우 병적 물질이 혈액에 운반되어 피부조직에 작용할 경우에 일어난다. 노화 현상의 경우 피부는 얇게 되고 땀선이나 피지선의 분비가 적게 되어 꺼칠꺼칠하게 된다. 겨울철은 공기가 건조하기 때문에 이 경향이 조장된다. 이런 피부에 옷의 마찰이 더해지면 가려움증이 일어나기 쉽게 된다.

병적 물질이 작용하는 가장 좋은 예는 알레르기성 질환의 경우다. 알레르기 반응에 따라 생긴 알레르기독이 피부조직에 작용하는 것이다. 그 밖에 내장의 병에 의해서도 가려움증이 일어나는 예는 적지 않다. 예를 들면 당뇨병을 들 수 있는 데 혈액 중에 이상적으로 많아진 당분이 피부의 감각기를 자극하기 때문이다. 중년의 여성의 경우 아랫배에서 음부에 이르기까지 심한 가려움증에 걸리는 것은 대개 당뇨병이 원인이다. 마찬가지로, 신장염에서는 피 속의 요소가 통풍에서는 요산, 황달에서는 비릴핀이 각기 가려움증을 일으킨다. 또 암도 심한 가려움증을 일으키기 쉽다.

이 밖에 코피나 알코올 등 자극물의 리파핀 섭취나 정신적 흥분이 원인이 되는 수도 있다.

일반적으로는 항히스타민제나 항셀호토닌제가 쓰이고 있다. 그러나 이것들은 쓴다고 해서 반드시 모든 가려움증을 가시게 할 수는 없다. 더구나 가려움증을 일으키는 근본원인을 제거하는 것도 아니다. 원인이 되고 있는 병을 고칠 것, 피부의 노화를 막음으로써, 피부의 생리, 감수성을 정상화시키지 않으면 안 된다.

동상

차가운 곳에 급격히 노출된 피부는 동상에 걸리게 되며 붉은 색으로 부어 오르고, 따뜻하게 하면 따갑게 가려워, 견디기 어려운 느낌을 주는 피부 질환으로 변질한다. 일반적으로 추위가 작용해서 일어나지만 아무리 온도가 내려가도 걸리기 쉬운 체질이 아니면 걸리지 않는다.

동상에 잘 걸리는 사람은 자율신경 기능이 약한 사람으로 자율신경의 기능이 약하면 추위에 대한 혈관의 반응이 둔하게 되고 특히 말초의 정맥혈관의 수축 작용이 쇠퇴하여 마침내 마비되고 만다.

그 결과 정맥 안에 혈액이 울체하여 부어 오른다. 이와 같은 혈관의 반응에는 호르몬도 관계하고 있다. 동상에 걸리기 쉬운 사람은 호르몬 분비의 균형도 나쁘게 되고 있다.

 동상이 잘 절리기 쉬운 조건은 어느 정도의 습도가 있고 기온이 섭씨 5도에서 10도까지의 사이일 때다. 동상에 걸리기 쉬운 사람이 이 온도에 오랫동안 피부를 노출시키면 간단히 동상에 걸린다. 동상이 심하게 되면 물집이 생기고 그것이 터져서 진물이 흐르고 궤양 비슷하게 된다. 또 손발에 붉은 점이 생기기만 하는 수도 있다.

 환부의 마사지는 혈액 순환을 좋게 하기 때문에 유효하다. 온수, 냉수 병용법도 상당히 효과적이다. 섭씨 30~37도의 더운물에 약 3분 동안 환부를 담근다. 그 후 찬물에 1분씩 담그고 이것을 날마다 15~30분 동안 되풀이해야 한다. 그 뒤 잘 수분을 닦아 내고 콜드크림을 발라 둔다. 또한 동상이 생기기 쉬운 부분은 늘 건조한 상태를 유지하도록 하는 것이 좋다.

여드름

 여드름은 피부 지방의 작용이 활발하게 되어 지방의 털구멍에 막힌 것을 면포라고 한다. 이 면포의 둘레에 화농균이 들어간 것이 여드름이다. 여드름은 젊은이 또는 봄에 돋는 것이 흔한 일이다. 신진 대사가 왕성하게 되면 피부지방의 분비도 왕성하게 되기 때문이다. 그러나 여드름도 너무 많이 나오는 것은 정상이 아니다. 피부의 생리 기능이 균형을 잃고 있기 때문이다.

 여드름 전용의 크림도 여러 종류 팔리고 있고 또 여드름의 치료에 비타민제도 쓰고 있지만 거의 이렇다 할 효과가 없다. 생리 기능의 왕성이 배경이 되어 일어나는 현상이므로 고식적인 대중 요법만으로는 잘 나을 수 없는 것이다. 생리 기능 그 자체를 바꾸는 것 말고는 근본적으로 고치는 방법이 없다. 현미 및 채식으로 장을 깨끗이 하는 것이 선결 문제다. 고기나 계란·백미·흰 설탕을 많이 먹으면 변비나 장 안의 이상발효가 생긴다. 그래서 지방대사에 고장이 생기면, 여드름이 나기 쉽다. 기분을 낙천적으로 갖는 것도 매우 중요한 조건이다. 정신적 스트레스는 부신피질에서 남성호르몬 분비를 촉진시켜 여드름이 생기기 쉽게 할 수 있어 문제가 발생한다.

무좀

무좀은 백선균이라는 일종의 곰팡이에 의해 발생한다. 습하기 쉬운 발가락과 발가락 사이에 생기기 쉬운데 작은 물집이 잡히거나 살이 엷게 벗겨지거나 희게 물에 불은 것처럼 증세가 나타난다.

무좀은 크게 세 가지로 형태로 분류된다. 주로 발바닥에 생기고 겨울에는 나은 것처럼 보이는 수포형과 살이 벗겨지며 가장 흔한 질환인 지환형, 살에 금이 가서 터지고 발톱이 상하는 각화형으로 세 가지다.

이러한 세 가지 형태의 분류에 여러 증상이 혼합되어 복잡한 양상을 띠게 된다. 예를 들면 수포가 터지거나 헌 곳에 세균이 감염되어 곪거나 부어서 아프다. 염증이 일어난 곳에 무좀약을 바르거나 하면 그 자극으로 헐게 된다. 또 무좀의 균이 일으키는 독소로 알레르기를 일으키고 새로 발진이 생긴다.

무좀을 완치하기 위해서 가장 중요한 점은 균이 살기 힘든 상태를 만드는 것이다. 발 사이를 청결하게 하고 마른 상태로 유지하는 것에 중점을 둔다.

병을 예방하기 위한 자연식 식단

일반적으로 비타민 A · 요오드 · 칼륨이 많이 들어 있는 식품은 살갗이 건조하고 거칠며, 가렵게 되는 것을 방지한다. 나트륨이 다량 들어 있는 식품은 부스럼을 고치는 효과가 있다. 칼슘, 규소가 많이 들어 있는 식품은 헌 데나 궤양을 고치는 작용이 있다. 현미 및 채식을 실천하고, 다음과 같은 민간 요법을 아울러 행하면 더 빨리 근치된다.

첫째, 무좀이 발생한 부위에 겨기름을 바르도록 한다.
둘째, 식초를 놋세숫대야에 담아 따뜻하게 데워 환부를 약 20분 담근다.
셋째, 삼백초 뿌리를 다섯 개, 잘 씻어 찧고 그 즙을 달지면에 묻혀 날마다 잊지 않고 조석으로 바르면 탁효가 있다.
넷째, 여드름의 경우 삼백초를 달여 차 대신 마신다. 삼백초의 날 잎을 찧어서 짠 즙을 담아 두고 세수를 한 뒤 비벼 바르면 탁효가 있다.

얼굴이 가려운 경우와 건성의 머리 비듬이 많은 사람은 뽕나무 뿌리 15g을 두 컵의 물로 달여 그 즙을 머리에 잘 비벼 문지르고 몇 시간 뒤에 머리를 감는다. 습성의 비듬이 많은 사람은 짙은 홍차로 머리를 잘 씻고 그대로 말리는 것이 좋다. 습진은 벌꿀을 적당히 녹여 하루 2~3회 환부에 바르는 것이 좋으며 두드러기의 경우, 식중독이나 위장의 장애로 일어나는 두드러기에는 양파를 칼로 자르고 자른 쪽을 환부에 천천히 문지르면 예방할 수 있다.

7 위장 장애와 간장 장애의 자연식식 치료법

자연식 요법으로 병을 이겨 낸 사람들

나는 이렇게 자연식 치료법으로 위궤양을 고쳤다!

매년 집단 X레이를 찍어 오던 공무원의 케이스다. 1967년의 정밀 검사에서 초기 위궤양으로 진단되어 통원 치료하여 일단 치료되었다. 그러나 그 뒤에도 위의 상태가 나빴으므로 통원하면서 해마다의 검사에는 솔선해서 참가했다. 1972년 8월, 또 정밀 검사를 받고 병원에 입원, 검사의 결과 위궤양으로 진단되어 곧 잘라 내는 것이 좋겠다는 의사의 판단 아래 9월 28일 수술을 받았다. 3개월의 입원 생활을 경험하고 퇴원했을 때 몸은 어느 정도 회복되었지만 우연히 읽은 자연 식단에 대한 책을 통하여 식생활에 의문을 가지게 되었다. 생선회나 우유·돼지고기·버터·치즈 등을 영양식이라고 생각한 오류인 것이다.

그 후 주식은 현미 한 숟갈에 50회씩 씹어 위에 보내며, 미역, 녹미채를 넣은 된장국, 부식은 데쳐서 깨기름을 묻힌 푸른 채소, 야초, 뿌리채소류를 간장에 조린 것, 생선류의 전체식, 강화 식품으로서 그린하이칼·헤리크로겐·봉양효소·시지면, 달이는 약으로 삼백초·쑥·감초 또는 엄금하지 않으면 안 된 것은 고기·우유·계란 등의 동물성 식품·백미·백설탕·화학조미료 등의 삼백 식품. 또, 계절의 야채, 야초를 충분히 넣어 지시받은 대로 자연식으로 바꾸었다.

다행히 집터가 넓어 1, 2, 3년 전에 심은 대숲에서 죽순, 두릅나무의 새싹, 머위의 줄기·쇠뜨기·쑥·민들레·미나리 등이 집 둘레의 들길이나 둑에 싹트는 족족 따서 부침개, 튀김을 해 먹고 밭에는 토란·무·깨·당근·순무·마늘·옥수수·양파·콩·팥·구기자·참마나 채소 등을 늘 심었다. 화학비료나 농약은 사용하지 않고, 해충은 식전에 잡았으며, 자연농법으로 재배하고 친척집에도 나누어 주었습니다. 또 쑥·미나리·토란 줄기·무 썰어 말린 것은 건조시켜 보존식으로 하고 매실도 집에서 만들어 김이나 깨소금과 함께 날마다 먹고 있다. 자연식으로 전환하고 나서는 5개월을 경계로 몸무게 및 폐활량 등이 조금씩 늘고 감기도 한 번 걸리지 않게 되었다. 1975년 3월 자연식을 시작하고 나서 2년이 경과한 오늘날 완쾌되어 행복한 나날을 보내고 있다.

위장 장애와 간장 장애의 자연식 치료법

불규칙한 식생활과 스트레스에 둘러싸인 현대인들에게 위장 장애와 간장 장애의 발병이 높아지고 있다. 이 병은 변비·당뇨병·신경통·류머티즘, 기타 여러 가지 병의 배경을 이룬다. 특히 암의 경우는 그 종류 여하를 막론하고 이 위장 장애와 간장 장애가 앞서 일어난다. 이를 바꿔 말하면 위와 간장 장애가 있는 사람은 조만간 딴 병으로 발전할 가능성이 짙다고 할 수 있으며 그 점으로 보아도 위장 장애나 간장 장애는 한시라도 빨리 근치시켜야 할 필요가 있는 것이다.

　현대의 의료에서 아무 이상이 없는 경우로 진단이 내려진 경우에도 위장과 간장의 활동이 쇠퇴해진 경우가 있다. 이에 따라 자연식 건강법을 평소 생활화하여 예방하는 것이 가장 필수적 과제라 할 수 있다. 위장은 우리 몸 안에서 가장 원시적인 기관이다. 동물성의 세계를 두루 살펴보더라도 머리가 없는 것, 손발이 없는 것은 드물지 않지만, 소화기관이 없는 동물은 찾아볼 수 없다. 어떤 동물도 자기 몸의 세포와 영양을 흡수하기 위한 소화기관 및 이 양자 사이를 왕래하는 유주세포의 셋을 구비하고 있다. 몸을 구성하는 세포, 곧 체세포가 없으면 몸의 형태를 유지할 수 없다. 동물은 음식을 섭취하지 않으면 살 수 없으니까 소화관은 절대 없어서 안 될 것이다. 더욱이 체세포의 하나하나는 살아 있어 장에서 흡수한 영양물을 보내 주는 것이 없으면 안 되는 것이다.

　우리들 몸의 기본적인 구성도 예외는 아니다. 위장 기능과 체세포의 작용은 혈구를 매개로 하여 강한 유대로 맺어지고 있다. 생리적 활성에 넘치는 체세포를 만들려면 강인한 소화기관이 있어야 한다. 곧 머리를 잘 쓰는 데도 몸을 튼튼히 하는 데도 위장이 건전해야 하는 것이다.

　위장의 가장 근본적인 활동 소화는 단지 소화기관 안에서 탄수화물이나 단백질, 지방질이 화학적으로 분해하는 것이 아니다. 소화 작용의 본질은 '물질의 질적인 전환과 발전'이다. 음식은 이른바 소화 작용을 거침으로써 더욱 차원이 높은 생명 물질로 바뀌어 간다. 곧 무기 물질에서 유기 물질로, 유기 물질에서 단백질로 전환하고, 또한 단백질은 생명 활동을 영위하는 생명 물질로 발전해 간다. 이와 같은 활동이 구비됨으로써 우리들은 물질인 음식을 섭취하면서 생명활동을 영위할 수 있다. 쌀이나 채소를 먹으면서 우리는 인간으로서 살아가는 것이다.

장애의 종류

만성위염

만성위염이란 위의 점막에 염증이 일어 여간해서 낫지 않는 병이다. 많은 경우 식욕 부진, 식사와 관련이 있는 위통·구역질·위의 늘어남·명치 아픔·트림 등의 증세가 있다. 일반적으로 만성위염은 조직적인 관점에서, 다음의 세 유형으로 나뉜다.

첫째, 막의 표층이 허는 표층 위염
둘째, 점막이 두터워지는 부후성 위염
셋째, 점막이 오그라드는 위축성 위염

첫째는 허는 부위가 점막 고유층만의 것, 점막 밑 조직에까지 미치고 있는 것 등의 차이는 있지만 위 벽의 표면이 거친 상태가 되고 있다. 위의 활동은 오히려 항진하고 있다. 두 번째는 위액을 분비하는 세포가 증식하여, 점막이 두터워진 것, 위산의 분비가 많아지기 때문에 증상은 위산과다증과 흡사하다. 사실 병이 진행되면 위산과다 그리고 위궤양이 되기 쉽다. 셋째는 위액을 분비하는 세포가 오그라들어 위 점막이 얇게 되고 위액의 분비가 이상하게 감소한다. 진행하면 위산 감소증이 위암으로 발전하기 쉽다. 전체적으로 이는 위산의 분비와 점막의 저항성의 균형이 무너짐으로써 일어난다.

위산의 분비로 인한 과산형과 저산형

 위산의 분비 상태로 말하면 표층성과 비후성은 과산형, 위축성은 저산형이다. 과산이 되는 것은 세포 기능이 이상스럽게 높아졌을 때 일어나는 현상이고, 저산은 거꾸로 기능의 이상 저하다. 결론적으로 위가 노화하면 저산증이 되기 쉽다. 나이가 들어감에 따라 저산증이 되기 쉬운 것도 이 때문이다. 만일 젊은 사람이 저산증 상태가 되어 있으면 위만이 노화되었다고 할 수 없다. 그러나 보통 과산증 상태 쪽이 장애와 그에 따르는 고통이 크다. 병상의 진행이 그만큼 급격하게 되기 쉽다. 그리고 분비세포가 피로하면 일시에 저산증으로 이행하는 일도 일어난다.

 식생활을 정상화하여 위의 점막의 생리를 정상적으로 만드는 것이 더욱 중요하다. 식품을 바르게 하면 장도 정돈되고, 위를 기르는 혈관에도 깨끗한 피가 흐른다. 위액의 분비 상태를 정상화시킴과 동시에 저항성은 높아지고 염증도 일어나기 어렵게 된다. 이와 함께 위장의 점막을 약하게 하고 혈액을 흐리게 하는 조건을 되도록 제거하는 것도 중요하다. 과식과 자극이 강한 식품, 정신적 스트레스를 해소시키는 것 또한 병행되어야 한다.

 저산증에는 위산의 작용을 돕는 것을 보충시켜 준다. 소화 촉진 효과가 있는 식품을 섭취하여 식욕을 증진시킨다. 기름 튀김 등 유지를 많이 포함한 요리는 위의 부담을 크게 하기 때문에 피하는 것이 좋다. 과산증은 염증을 고치는 효과가 있는 식품을 먹도록 한다. 소화 기능이 저하되고 있으므로 위장에 큰 부담을 주는 동물성 단백질 식품은 섭취를 중지한다. 위의 점막 및 자율신경을 자극하고 위액의 분비를 촉진시키므로 질긴 섬유가 든 식품도 피한다. 또 소화하기 어려운 문어·오징어·조개류는 먹지 않도록 한다. 자극이 강한 향신료도 좋지 않다. 식사 횟수를 많이 해도 좋으니까 일회분의 양을 되도록 적게 하는 것이 좋다.

위 아토니

위 아토니는 위 벽의 긴장력이 풀리고 소화력이 떨어지며 위 내용물을 장쪽으로 보내는 힘도 약화된 상태, 위하수인 사람이 걸리기 쉽다. 위의 활동이 약하므로 먹는 것이 오래도록 위 속에 남아 있다. 이로 인해 여러 가지 불쾌한 증상이 일어난다.

위액의 상태가 위산 과다증의 기미가 되어 있기 때문에 일어나는 것과 위산 과소 기미가 있어 일어나는 것에는 두 형태가 있고 각기 증상의 나타남이 다르다. 위산과다의 경우는 명치가 아픈 것은 특히 야간 또는 공복시에 나타나고 가슴 쓰림을 호소한다. 일반적으로 음식물의 호악이 심해지고 자극이 심한 것을 먹고 싶어하고 짜증을 잘 낸다. 주원인은 자율신경의 실조다.

위산 감소의 경우, 명치의 아픔 또는 변비 등이 있고 살이 안 찌고 식욕도 없다. 저혈압으로 수족이 차고 겉보기에도 허약하며 신경질적인 타입이다.

위하수증

건강한 사람은 보통 위의 굽은 아래쪽이 배꼽 위에 걸쳐 있다. 그것이 배꼽보다 아래에 처진 것이 위하수로 골반 속에 위가 들어간 상태가 되어 있다. 위의 근육의 긴장이 약화되어 일어난 병이다. 대부분의 경우, 위 아토니를 합병하고 있다. 또 장이나 신장 등 딴 장기의 하수를 동시에 일으키고 있는 경우가 많다.

처음에는 어쩐지 위의 상태가 이상해졌다는 의식에서부터 시작되어 변비가 되기 쉽고, 좀 지나면 식후 1시간쯤 만복감, 압박감이 일어나게 된다. 복에 무엇이 걸린 듯한 느낌이 들고 위가 있는 부위에서 출렁출렁 소리가 난다. 잠을 못 이루고 어깨가 걸리고 시력도 떨어지며 짜증이 나기 쉽다. 자극성이 많은 것을 원하고 싱거운 것이 싫어진다.

대개 마른 체결이고 신경질이지만 위하수를 근치하면 저절로 체형도 표준이 되고, 낙천적으로 된다. 영양성분의 결핍이 많은 질환이므로 그것을 보급하지 않으면 안 되지만, 소화 능력이 저하되어 있으니까 급격히 보급해선 안 된다. 식사량도 식사를 한 뒤 위가 아프거나 위에 음식이 오래 남지 않을 정도로 섭취하는 것이 필요하다. 향신료는 위액의 분비를 좋게 하는 효과가 있으므로 적당량일 경우 무리하게 금하지 않아도 좋다. 알코올 음료, 홍차 등도 소량이면 먹어도 좋다.

위궤양, 십이지장궤양

궤양이란 점막이 헐어서 문드러진 상태다. 십이지장에 궤양이 생기는 것은 위액 중의 염산이나 펩신 등 소화효소의 작용에 의한 것이다. 건강한 위장의 내면은 점막으로 보호되어 있다. 그러나 점막에 보내 오는 영양성분이 부적당하거나 혈액 순환이 장애를 받으면 점막의 저항성이 극도로 저하되거나 위산의 분비가 이상 항진한다. 그 결과 자기 몸이 분비하는 위액에 의하여 자기 위 벽이 손상되어 버린 것이다. 위궤양에 걸리면 반드시 십이지장궤양도 따라 걸린다.

궤양의 주요증세는 식사와 관계된 고통이다. 대개는 압박되는 듯한 찌르는 듯한 경련과 같은 고통이 일어난다. 그 고통이 나타나는 곳은 궤양이 발생한 부위에 따라 다르다. 식후 곧 일어나는 경우, 식후 30분~1시간에 느끼는 경우, 공복시에 느끼는 경우 등이 있다. 또 위궤양과 십이지장궤양이라도 아픈 방식이 얼마간 다르다. 위궤양은 명치 부근이 아픈 데 대해서 십이지장궤양은, 그 밖에 등의 어깨뼈 사이도 아프다. 어느 쪽이나 빈속이 되면 쓰리기 시작하는데 십이지장궤양의 경우는 뭐든 조금 먹으면 아픔이 가시기 때문에 구별할 수 있다.

이 밖에 흔한 증세는 자주 트림이 나고 명치가 아프다. 구토나 변비도 생기기 쉽다. 궤양에 의해서 그곳에 있는 혈관이 침범되면 그곳이 출혈하기 때문에 토혈이나 하혈을 일으킨다. 병변이 위주머니의 바깥 벽 장막에 이르면 천공이 되기도 한다. 천공이 생기면 그 순간 상복부에 맹렬한 격통이 일어나고 복부는 판자같이 딴딴하게 굳어지고 맥도 빨라지고 가늘게 되며 호흡이 고르지 못하게 된다.

위 점막의 저항성을 약화시키고 위액의 분비 이상을 초래하는 직접적 원인은 자율신경의 실조와 내분비 기능에 관계하고 있다. 자율신경이나 내분비 기능의 실조를 초래하는 동물성 단백질 식품 및 정백식품의 과식, 그리고 정신적 스트레스다. 동물성 단백질 식품, 정백식품의 과식은 미네랄이나 비타민, 효소 등의 현저한 결핍 상태를 일으켜 혈액의 상태를 혼란시킨다. 이로 인하여 신경세포나 선세포의 활동은 크게 장애를 받는다. 또 과잉한 스트레스는 부신피질호르몬의 분비를 이상 항진시킨다. 이 호르몬이 자율신경에 작용하여 위액의 분비를 비정상으로 많게 하는 것이다.

위장 장애 식사 요법의 주의점

식사는 원칙적으로 되도록 위장에 부담을 주지 말아야 한다. 일반적으로는 위장병 환자의 식사는 백미 죽·다진 고기·우유·요구르트 등을 권하고 있으나 이들은 결코 치료에 도움을 주지 못한다. 위장 안의 체류 시간이 짧아야 좋은 것이 아니라 동물성 단백질 식품으로 체력을 강화시킨다는 것이 중요하다.

백미는 위장 안에서의 체류 시간은 짧지만 유효 성분을 없애는 결함 식품이다. 동물성 단백질 식품은 아무리 가늘게 썰어 다져도 소화 기능에 커다란 부담을 주는 식품이다. 현미 및 채식을 하는 것이 위장의 장애를 고치고 체력을 강화시키는 유일한 방법이지만 위장병에 알맞게 가공해서 조리하는 연구를 해야 한다. 예를 들면 콩을 찌기보다 청국이나 콩가루 쪽이 좋고 생야채보다 푹 찐 것과 야채 주스를 먹는 것이 효과적이다. 또 찬 음식은 적당치 않다는 것 등이 그것이다. 또한 위장병은 보통 식욕 감퇴에 빠지기 쉬우므로 식단에 좋아하는 빛깔이나 색채감을 곁들이도록 신경을 쓰는 것도 중요하다.

동물성 단백질의 양 조절

위장과 간장 활동이 나빠지는 이유는 매일 식사의 양과 질이 잘못되어 있기 때문이다. 현대인과 스트레스는 위장을 약화시키고 쉽게 긴장하게 하여 지칠 수 있다.

음식을 얼마만큼 섭취하는 게 좋은가는 사람에 따라 다르다. 일의 능률·기분·머리의 활동, 몸의 상태 등을 두루 참작하여 자기에게 어느 정도의 양이 적절한가를 스스로 결정하는 것이 필요하다. 다음에는 음식의 품질의 문제, 식사의 양만 적절하면 되느냐 하면 그렇지 않다. 음식의 품질이 나빠도 역시 위장 장애, 간장 장애가 일어난다. 곧 동물성 단백질 식품이나 정백식품, 화학조미료 등의 부자연 식품을 상식하면 위장이나 간장의 기능은 점차 쇠약해진다. 특히 이와 같이 질이 나쁜 음식을 계속 취하면 체질은 심히 악화되고 그만큼 심각한 위장 장애나 간장 장애를 일으키는 원인으로 작용할 수 있다.

현미의 중요성과 백미의 기능 상실

위장 및 간장의 기능을 정상화시키기 위한 식단으로 현미 및 채식을 실행하는 것이 가장 이상적이다. 건강법이 붐을 이루는 요즘 건위식 및 강간식에 관해 여러 가지로 말하고 있다. 가장 중요한 것은 현미 및 채식 이상으로 확실한 효과를 볼 수 있는 것이 없다.

이와 더불어 양질의 식물 기름을 적극 취하는 것이 중요하다. 기계적인 착유법으로 얻어진 식물 기름에는 리놀산·리놀레인산·올레인산 등의 유효 성분이 생리 기능에 유효하게 작용하는 활성의 상태로 다량 포함되고 있다. 이는 위장 장애, 간장 장애에 대해 현저한 약효를 나타낸다. 예를 들면 자율신경을 안정시켜 위장 활동을 정상화시키거나 간장의 지방 대사를 정상화시키는 등의 작용이다. 일반적으로 간장 장애에는 기름의 섭취가 좋지 않다고 말하지만 꼭 그런 것은 아니다. 양질의 식물기름이면 우수한 기능 회복 효과가 있으므로 꼭 섭취해야 한다.

현재 현대인의 체질은 극도로 나빠지고 있다. 사고력, 판단력은 떨어지고 자기 중심적이며 스태미나가 부족하고, 여러 가지 병에 걸리기 쉽다. 그 원인의 첫째로 꼽는 것이 위장 기능의 상실이다. 실제로 현대인의 거의 모두가 많건 적건 위장 장애로 고생하고 있다.

위장 기능의 상실을 초래하는 최대의 요소는 백미, 육식이다. 백미, 육식을 계속하면 장내 세균의 생태가 현저하게 혼란되고 병적 세균이 이례적으로 번식하여 여러 가지 독소가 생긴다. 특히 원래 육식 동물이 아닌 우리 위장으로는 고기를 충분히 처리할 수 없다. 위장에 커다란 부담을 주고 각종 유해한 중간 산물을 발생시킨다.

또한 위의 점막도 악화되어 장내의 독소는 물론 세균까지도 척척 통화시켜 버리니까 혈액은 산독화되기 알맞다. 필요한 영양성분이 충분히 흡수되지 않는데다 유해 물질까지 들어오므로 혈액의 질은 매우 나빠질 수밖에 없다. 이와 같이 혈액이 온 몸을 돌아 체세포에 스며들면 체세포의 질이나 활동은 필연적으로 이상하게 되는 것이다. 기타 위장 장애가 생기면 변비나 불면, 자율신경의 실조 등이 일어난다. 이들 생리 기능 장애가 복잡하게 얽히고 설켜 체질과 몸을 갉아먹는다.

각 장애와 식단 조절

만성위염의 식단

비타민 B_1이 많이 들어 있는 식품은 위 및 장내 환경을 좋게 하고 전신의 생리 기능의 균형을 잡음으로써 위의 활동도 건전하게 한다. 칼륨·망간·유황 등이 들어 있는 식품은 위장 장애에 따라 일어나는 갖가지 증세를 다스려 준다. 효모나 효소가 풍부하게 들어 있는 식품은 위장을 튼튼하게 하고 기능을 높인다.

주식으로 현미밥은 현미 8, 팥 1, 검정콩 1의 비율로 짓는다. 부식은 강판에 간 무즙, 위액을 정상으로 분비하게 하고 헐어 있는 위벽을 고친다. 시금치·소송채·미나리 등의 청채를 통해 엽록소 비타민 A, C 등이 염증을 가라앉히면서 점막의 저항성을 높인다. 토마토 및 오이, 노폐물의 분해 처리를 원활하게 하여 혈액의 산독화를 막고 위 점막의 기능을 정상적으로 되게 한다. 마·연뿌리·당근 소화 기능을 왕성하게 함과 동시에 몸을 따뜻하게 하고 기초 체력을 증강시키고 체세포의 저항성을 높인다.

만성위염에 좋은 식품을 먹어라.

청국장·셀러리·파·부추·마늘·백합·시금치·양배추·배추·표고버섯·송이버섯·호박 그린아스파라거스·상치·피망·딸기·브로콜리·감자·순무·머위 등이 있다. 이질풀, 쑥·구기자·질경이를 달여 차 대신 마시고 야채로 샐러드채·미나리·토마토·셀러리·양배추·딸기·무·당근·상치·파슬리·크레슨 등을 위주로 한 주스가 적당. 사과·귤·완두콩·파인애플·바나나·파파야·망고 등을 첨가하면 마시기 쉽고 더욱 효과적이다.

위 아토니, 위하수의 식단

칼륨, 망간이 많이 들어 있는 식품은 위장의 긴장성을 높여 기능의 정상화를 도모한다. 비타민 B_2·D·나트륨·칼슘이 많이 들어 있는 식품은 위장 기능을 건전하게 한다. 비타민 A, B가 많이 들어 있는 식품은 물질 대사를 왕성하게 하고, 식욕을 증진시킨다. 수분의 섭취를 극도로 억제하여 몸 전체의 조직을 튼튼하게 하는 노력도 중요하다. 주식으로 현미밥을 먹도록 하며 현미 8, 팥 1, 들깨 1

의 비율로 짓도록 한다. 부식으로 참마, 백합뿌리로 위장에 지나친 부담을 주지 않고 체력을 붙이고, 체세포에 활력을 준다. 된장국, 청국장 및 효모가 장 안에 건전한 미생물을 번식시키고 혈액의 활성도를 높이며 세포의 탄력성을 좋게 한다.

연뿌리, 당근은 비타민 A · C · 칼슘이 많고 위의 근육을 튼튼하게 한다. 무를 강판에 갈아 무즙, 위액 분비를 정상이 되게 한다. 특히 바지락 중 비타민 A · B류 · 칼슘 · 철 등이 풍부하게 들어있고 혈액상태를 정상화시키고 세포 기능을 부활시켜 내장하수를 고치고 기능을 건전하게 한다. 미역 · 녹미채 · 마른김 등의 해초류 및 혈액을 알칼리성화하고 위를 튼튼하게 한다.

위아토니 및 위하수에 좋은 식품을 먹어라.

표고버섯 · 파슬리 · 우엉 · 감자 · 왕파 · 완두콩 · 잠두 · 배추 · 콩나물 · 오이 · 머위 · 샐러드채 · 살구 · 딸기 · 매실 등이 좋다. 약초차로 결명자 · 감 · 이질풀 · 구기자를 달여 차 대신 마신다.

위궤양, 십이지장궤양의 식단

칼륨, 나트륨이 많이 들어 있는 식품은 십이지장궤양에 유효하다. 비타민 C가 많이 들어 있는 식품은 소화액의 분비를 정상으로 하고 위, 십이지장궤양을 방지한다. 주식으로 현미 혼식과 현미죽 또한 효과가 좋다. 양배추 · 아스파라거스 · 토마토는 항궤양 인자인 비타민 U가 풍부하게 들어 있어 탁효가 있다. 감자, 캘리플라는 칼륨이 많이 들어 있고 궤양에 유효하다.

당근 · 양파 · 오이 · 순무잎는 칼슘이 많고 혈액을 알칼리성으로 만들며 궤양을 삭게 한다. 다시마·김·녹미채 등 해초류에는 비타민 B_{12}·요오드·칼슘이 풍부하여 신진 대사와, 손상된 조직의 수복에 효과가 크다. 표고버섯, 송이버섯 등의 버섯류의 지방을 분해 처리하고 위장 점막의 저항성을 높인다.

궤양에 좋은 식품을 먹어라.
호박·벌꿀·미나리·소송채·샐러드채·배추·콩나물·순무·머위·상추·캘리플라워·강낭콩·지두 등이 좋으며 약초차로 감초·율무·쑥·결명자를 달여 차 대신 마신다.

장 장애의 종류

나는 이렇게 자연식 식사 치료법으로 혈청 간염을 고쳤다!

1960년 3월 암성 위천공으로 구급병원에 후송되어 수술을 받고 50일 만에 퇴원한 케이스다. 입원 중 항암 물질의 주사를 맞았으나 이 주사가 원인이 되었는지 1개월 지난 뒤 수혈에 의한 혈청 간염에 걸려 다시 재입원을 했다. 간염은 현재의 의학으로는 낫지 않는다고 들어왔으므로 실망 속에 입원 생활을 계속하고 있었다.

그러나 재입원 후 반달쯤 되었을 때 우연히 건강 관련 서적을 참고하게 되었고 이를 통해 현미 및 채식을 본격적으로 해야겠다고 마음먹었다. 그 후 퇴원하여 자택에서 책을 참고하면서 자연식단을 지켜 나갔다.

그 후 약 일 년, 200미터 정도 걸으면 쉽게 피곤하고 독서를 하는 동안의 시간이 여전히 짧았다. 나만의 방법대로 실행한 현미,

채식이었으므로 조금은 좋아졌다고 볼 수 있으나 제 궤도에 오르려면 오래 걸리리라고 생각했다 그러나 이후 좀 더 자연식 건강법에 관심을 갖고 현미에 율무와 팥 또는 검정콩의 주식과 채식을 실행하도록 했다. 또한 강화 식품으로써 봉양효소, 바지락 추출물, 그린하이칼 및 다섯 가지의 약초류를 마시며 무리하지 않을 정도의 운동을 실행하였다.

이후에는 빠른 속도로 내장이 좋아지게 되어 더욱 현미와 채식에 정진을 했다. 이를 통해 계단을 걷거나 오랜 걷기에도 쉽게 지치지 않았다. 올해 들어서는 골프도 한 라운드는 보통 할 수 있게 되고 피로감에서 벗어나기 시작했다.

과거 의사와 친하게 지내면서 신약이 나올 때마다 강한 것을 얻어 복용했다. 고통은 일단 가시지만 약의 부작용이 쌓이고 쌓여 기왕의 병이 난 것이고 또 병으로 누워 있을 때 암의 약이라고 독한 주사를 놓았기 때문에 몸이 아주 쇠약해졌던 것으로 생각했다. 이후 '자신을 구하는 자는 자신밖에 없다' 는 진리를 깨달았다. 결국 나 자신을 알고 자연식을 이용한 체질 개선을 통하여 병을 극복하고 구한 셈이다.

피로와 과로에 노출된 현대의 생활에 있어 건강에 대한 관심은 점점 더 초점화되고 있다. 횡격막의 바로 아래 즉 우측 상복부에 위치한 간장은 위장과 같이 운동을 하지는 않으나 중요한 역할을 맡고 있다. 그 역할은 다음과 같다.

첫째, 담즙을 생성시킨다. 담즙은 지방의 소화 흡수를 도움과 동시에 혈액 성분의 대사를 행한다.

둘째, 각종의 물질 대사를 행하여 탄수화물·지방·단백질·비타민 등 영양물 일체의 대사를 행하고 혈액 성분의 정상화를 도모한다.

셋째, 해독 작용을 한다. 육식성·유해 물질·화학 물질, 니코틴 등 각종 유해 물질을 복잡한 화학 반응에 의하여 무독화 시키고 있다.

넷째, 조절 작용을 일으켜 혈청단백 및 핏속의 호르몬을 일정하게 유지하도록 조절하고 있다. 결국 간장은 물질 대사의 정상화, 혈액 정상화라는 생명유지에 가장 중대한 활동에 주역을 하는 것이다. 그러나 현대인은 대부분이 크거나 작거나, 간장 기능의 장애를 받고 있다. 현대인의 바이탈리티가 적고 스테미나가 약해지는 것은 우선 여기에 원인이 있다.

기계 문명의 발달에 의한 생활 템포의 스피드화나 땀을 흘리지 않는 생활, 나아가 정신적 스트레스의 증대 등은 어느 것이나 자율 신경의 균형을 무너뜨리고 혈액 순환의 장애를 일으켜 간장을 약체화시키는 조건이 된다. 그러나 무엇보다 큰 악조건이 되고 있는 것은 백미, 육식의 과다한 섭취다. 미네랄, 비타민 등의 미량 유효 성분의 결핍, 동물성 단백질의 과잉은 간장에는 치명적이다. 간실질인 간세포의 기능 그 자체를 혼란시키기 때문이다. 백미, 육식의 치중은 간세포의 질을 약하게 하고 고장 나기 쉽게 한다. 이런 상태에 있는 간장에 독성이 강한 화학 물질이 들어오거나 간염 바이러스가 작용하면 순식간에 기능 장애에 빠지거나 발병에 이른다.

간장은 예비력이 크기 때문에 웬만한 장애를 만나도 이렇다 할 증세는 나타내지 않는다. 뚜렷한 증세가 나타나면 병이 꽤 깊었다고 보아야 한다. 그러므로 현대의 공해 시대, 그것도 백미, 육식이 당연하게 된 시대에 있어서는 늘 간장 기능의 정상화를 도모하기 위한 노력을 할 필요가 있다. 특히 현재 간장 장애가 있는 사람은 확실히 효과를 보는 방법으로 시급히 기능 회복을 도모해야 한다.

간자의 큰 기능 자체가 매우 재생능력이 큰 장기라는 점을 명심해야 한다. 간장세포의 기능이 정상화하면 새로운 세포는 얼마든지 만들어 낸다. 따라서 중증의 간장병이라도 절망할 필요는 없다. 급성 간염에서 만성으로 이행하고 간 기능 장애가 서서히 진행하여 만성간염이 된 것이 있다.

어느 것이나 백미, 육식의 과식 및 가공식품의 상식으로 장 기능이 장애를 받아 일어난다. 급격한 증세가 나타나지 않으므로 깨닫지 못하는 경우가 많다. 그러나 어깨가 결린다, 목이 아프다, 어지럽다, 뒷머리가 팬다, 안색이 핼쑥하다, 식욕이 없다. 토기가 있다. 갑자기 술이 약해졌다, 몸이 노곤하다, 기분이 언짢다 등의 증세가 나타나면 일단 간장 장애로 의심해 보는 것이 좋다.

간장의 기능 장애가 진행된 황달 증세, 간장의 부어 오름, 복수 등을 볼 수 있게 된다. 간장 기능이 저하되면 담즙 색소의 일종인 비릴빈의 배출이 잘 안 된다. 그러므로 이 색소가 혈액 중에 늘어 오줌이 맥주빛이 되거나 손톱이나 눈의 흰자위가 노랗게 변한다. 부은 것은 담즙 성분이나 수분이 몸을 빠져 나가지 않고 쌓여 있기 때문이다. 그리고 간장에 보내어지는 혈액의 흐름이 장애를 받으면 혈장성분이 혈관 밖에 흘러내려 복수가 생기거나 피부가 벗겨지는 것이다.

간경변증

간장 장애가 만성이 되게 되면 간 부전에 걸릴 수 있는 직전의 상태로 닿게 된다. 간 부전에 걸리면 간장 기능은 극도로 약화되고 간장 이외의 각 장기 기능도 유지할 수 없게 되어 거의 생명의 위협을 받는다. 간경변은 만성간염 등으로 간장세포가 파괴되어 세포가 만들어지는 것을 되풀이하는 동안에 섬유조직이 증가하여 드디어 간장이 굳어져 버린 것이다. 이렇게 되면 간장 안의 혈액 순환은 현저하게 약화되어 간장의 기능은 더욱더 저하된다. 중증이 되면 간경변 특유의 증세인 복벽의 정맥이 솟아오르고 식도정맥류가 생긴다.

간장에는 복부의 각 장기로부터의 혈관이 문맥을 경유하여 흘러들게 하고 있다. 이 흐름이 나쁘게 되면 정맥혈이 별도의 루트를 통해 심장으로 돌아가게 된다. 이 새 루트는 정상보다 훨씬 대량의 혈액을 녹여 부풀어 오르는 것이다. 그와 마찬가지로 정맥혈이 식도에 정맥류를 만들기 쉽게 된다. 이 정맥류가 파열하여 큰 출혈을 일으키면 생명이 위험하게 된다. 그런 상태가 되기까지는 병은 서서히 진행되기 때문에 특유한 증세는 느낄 수 없다. 그러나 피곤하기가 쉽고 배가 부풀거나 식욕이 없는 등 때로는 황달 증세도 나와 살이 빠지고 수척해진다.

장홍반·여성 유방, 복수 등의 증세가 나타나면 상당히 병세가 진행된 것으로 판단해도 좋다.

간경변은 간장 기능 장애가 상당히 진행된 것이지만 결코 못 고치는 병은 아니다. 만성간염의 식사 요법을 한층 엄밀히 하여 간장을 기르는 혈액을 깨끗이 하고 간장을 혹사시키는 화학 물질을 취하지 않도록 하는 것이 중요하다. 일반적으로는 영양 부족과 술의 과음이 원인이라고 하여 고단백 고칼로리식이 권장되고 있다. 지나친 과음이 몸에 좋지 않은 것은 사실이지만 고단백, 고칼로리식은 오히려 역효과를 가져온다.

간장병의 식사 요법은 단백질, 지방을 제한하는 것이었다. 이것이 구미식으로 바뀌어져 그 제한이 완화되었다. 특히 최근에는 고단백식을 섭취하도록 되어 있다. 간세포나 혈액 성분을 더 분석적, 더 근시안적으로 보게 되고 단백질이나 아미노산의 존재에 더욱더 관심을 집중하는 결과가 되고 만 것이다. 고단백식, 특히 고기, 계란, 우유를 지나치게 섭취하면 혈액을 산독화시키고 간장에 큰 부담을 주어 과로하게 한다. 간장 장애를 고치려면 간장의 피로를 제거하는 것에서부터 시작해야 한다. 그러므로 백미, 육식을 즉각 현미, 채식으로 전환할 필요가 있다.

담낭염

담낭은 간장 아래에 달려 있는 계란 크기의 주머니를 말한다. 간장에서 만들어진 담즙을 저장했다가 이를 필요에 따라 십이지장에 보내는 기관이다. 담낭에서 십이지장으로 담즙을 보내는 통로를 담관이라고 한다.

담즙은 간장 중에서 하루 500~1000㎖이 만들어진다. 그것이 담낭에 저장되는 동안에 수분은 흡수되고 점액이 더해져서 약 8배로 농축된다. 담즙은 음식의 소화 흡수를 돕는 작용을 한다. 십이지장에 음식이 들어가면 담낭은 수축하여 담즙을 짜낸다. 특히 음식에 지방분이 많이 들어 있으면, 담즙을 대량으로 방출된다. 담낭의 수축과 괄약근의 입구를 여닫는 작용을 제대로 못 하면 담즙은 담낭 속에 괴어 있어 여러 가지 담낭 장애를 일으킨다.

담낭 장애의 가장 흔한 질환은 담낭염과 담석증이다. 어느 쪽도 담낭에 기능 장애가 생기고 담즙 성분에 이상이 있는 데서 일어난다. 일반적으로는 담낭염은 세균의 감염에 의하여 일어나는 것으로 되어 있는데 즉, 십이지장의 상부에 산도가 약화되며 올라온 장의 세균이 소화관 안의 문맥을 통해 담즙에 포함되고 마지막으로 담낭에 이른다. 임파관을 통해서 세균이 들어간다. 담낭에 영양을 공급하는 동맥혈을 통해서 세균이 들어간다 등이 열거되고 있다.

이들 세균에 의한 감염만이 원인이라고는 말할 수 없으나 이런 현상도 실제로 있다. 그러나 문제는 그런 병적인 세균이 어디서 어떻게 만들어졌는가 하는 점이다. 근원을 따지면 그들 병적 세균은 소화관 안에서 생긴 것, 장 안에는 각종 박테리아가 살고 있지만 병적인 박테리아가 이상 번식하는 최대의 원인은 육식 및 정백식품의 과식이다. 육류나 백미, 백설탕이 유해 세균의 번식에 적당한 물질적 조건을 만들기 때문이다.

또한 육식은 장 기능을 감퇴시켜, 원래 통과시킬 리가 없는 세균을 그대로 통과시켜 버린다. 결국 혈액은 산독화한다. 산독혈액 중의 병적 세균이 포착된 조직 특히 저항성이 약해진 곳에서 활동을 개시한다는 점도 있는 것이다. 담즙 자체도 영양성분이 풍부하므로 세균의 번식에는 좋은 온상이 된다. 한편 산독화한 혈액은 담낭을 구하고 있는 세포의 신진 대사를 고장 나게 하고 결국 담낭의 기능 장애를 일으킨다.

따라서 근본원인은 혈액의 산독화이고 그것을 일으킨 식생활의 잘못에 있다. 고기·우유·계란 등의 동물성 단백질 식품, 백미, 백설탕 등의 정백식품을 중지하고 우리의 장내 환경을 정상이 되게 하는 현미, 채식을 해야 한다.

담석증

담석증이란 담낭이나 담관에 결석이 생기는 질환이다. 담석증에 걸리게 되어 나타나는 초기 증상은 산통이라는 격심한 아픔이다.

왼쪽 옆구리 간장 부위의 불쾌감 및 식후에 위가 가득 찬 느낌, 명치 아픔, 위의 아픔, 구토, 오한 등 예고가 있은 뒤에 격통이 일어나는 수가 많다.

아픔이 나타남은 독특하여 오른쪽 윗배 부분만이 아니고 오른쪽 어깨, 오른쪽 등에 퍼진다. 환자는 몹시 괴로워하고 식은땀이나 토기가 나고 노란 액체를 토하기도 한다. 이것을 담석 발작이라고 하는데 이 발작은 튀김음식·뱀장어·중국 요리 등 기름기 있는 음식을 먹는 밤 등에 일어나기 쉽다. 이것은 담낭이 세게 수축하여 담낭 중의 담석이 움직이든가, 담관에 담석이 걸려 경련을 일으키게 되어 발생한다.

한번 걸리면 담즙의 흐름이 막히고 담즙 색소는 혈액 속을 거슬러 흘러 황달의 현상을 나타낸다.

격심한 발작이 안 일어난다고 안심할 수는 없다. 사일렌트스톤이라고 하여 아직 증세를 나타내지 않는 돌을 가지고 있는 사람은 담석증 환자의 배가 된다. 불발탄을 안고 있는 것과 꼭같다. 언제 커져서 난폭해질지 알 수 없기 때문이다. 또한 격심한 산통은 일으키지 않고 어쩐지 윗배가 묵직하고, 등이 결리는 자각 증세만 있는 사람도 있다.

담석이 어떻게 해서 생기는가의 메커니즘에 대해서는 아직 제대로 해명이 되지 않았다. 그러나 담즙 성분의 이상이 유력한 원인인 것만은 확실하다. 담즙 성분에 이상이 있으면 담즙의 흐름이 나쁘게 되어 괴기 쉽고 담낭이나 담관에 염증 등의 장애가 일어나기 쉽다.

담낭결석에 걸린 경우 동물성 단백질 식품은 혈액을 산독화시켜 콜레스테롤의 대사를 혼란시키고 콜레스테롤의 과잉 생성을 초래한다. 정백식품은 미네랄, 비타민의 결핍으로 담낭 기능에 장애를 주는 위에 조지방의 결핍으로 담즙의 배설을 나쁘게 하고 비릴빈의 이상 정체를 초래한다. 또 양자 함께 호르몬 분비를 불균형하게 하여 담관 출구의 여닫힘을 제대로 못 하게 한다. 또한 정신적 스트레스는 담관을 긴장시켜 담즙의 흐름을 정체시키고 담석이 생기기 쉬운 조건을 만든다. 마음가짐도 중요한 건강 조건이다.

장장애 식사 요법의 주의점

고단백질 식사의 조절과 균형

간장 장애에 있어 가장 중요한 점은 혈액의 이상을 바로잡을 것과 유해 물질을 섭취하지 않는 것의 두 가지다. 일반적으로 간장의 식사 요법은 고단백질을 섭취하는 것으로 되어 있다.

식품으로 섭취한 단백질을 통해 우리 인체는 고유의 단백질이 만들어 낸다. 대사 작용을 신속 또한 원활히 수행하는 데 빠뜨릴 수 없는 물질인 효소 또한 그 단백질에서 만들어진다. 간장병을 고치려면 몸의 기운을 돋우지 않으면 안 된다. 그러나 동물성 단백질 식품은 몸의 기운을 돋울 수 없고 대사에 유효한 효소도 만들어지지 않는다. 육류는 소화관 안에서는 충분히 처리할 수 없기 때문에 암모니아 등의 유독한 중간 산물이 대량으로 생산된다. 이 유독 물질이 또 해독기관인 간장을 적지 않게 상하게 한다. 뿐만 아니라 건전한 간세포를 만들기 위한 소재 즉, 식물성 탄수화물이나 미네랄, 비타민 등이 결핍되어 매우 무른 세포가 만들어진다.

건전한 간세포를 만들기 위한 소재는 현미 및 채식 외에서는 얻을 수 없다.

과음과 기타 해가 되는 음식

알코올의 적당한 섭취는 혈액 순환과 심장 운동으로 몸에 유익할 수 있다. 물론 이것은 식품첨가물 등 유해 물질이 일체 들어가지 않은 자연주의 알코올의 경우다.

백미·육식·식품첨가물이 들어간 가공식품을 먹으면 그 위에 첨가물이 들어간 알코올을 마시는 사람에게는 정도의 다소를 막론하고 간장 장애는 확실히 일어난다. 육식과 함께 간장 기능에 큰 장애를 주는 것은 식품에 포함된 화학 물질이다.

화학 물질이 혈액 속에 포함되어 들어오면 가장은 매우 복잡한 화학 반응을 굉장히 서둘러 일으켜 그 물질을 분해 처리하여 독을 무해화시켜야 한다. 그러나 요즘 같이 잇따라 대량의 화학 물질이 들어오면 아무리 예비력이 큰 간장이라 할지라도 과로하게 되고 드디어는 기능 감퇴에 빠지고 만다. 결론적으로 화학 물질의 체내 침입은 적극적으로 막지 않으면 안 된다.

결론적으로 식품첨가물이 들어 있는 식품은 먹지 말 것, 화학조미료를 쓰지 말 것, 중성세제로 식품을 씻지 말 것, 수돗물은 태양석으로 처리해서 쓸 것 등 건강을 위한 기본수칙을 꼭 지켜야 한다. 또한 화학적으로 합성된 약은 먹지 말 것도 중요한 조건이다. 일반적으로 강장제로 팔리는 약은 합성 비타민을 주체로 한 것이다. 간장을 강화시키기는커녕 더욱더 악화시킬 수 있음을 명심해야 한다.

① 만성간염의 식단

일반적으로 타우린이 많이 들어 있는 식품은 간장 기능을 높인다. 철, 비타민 A·P·K가 많이 들어 있는 식품은 간장 기능을 정상화시킨다. 마그네슘·인·철이 들어 있는 식품은 황달을 예방한다.

주식으로 현미식을 선택하고 수수와 현미수프, 메밀죽도 좋다. 당근은 비타민 K가 많고 간장 기능을 강화시키며 된장은 간장 기능을 높이고 해독 작용을 강화한다. 굴, 바지락, 해삼 또한 리진, 타우린이 풍부하고 간장염에 탁효가 있으며 다시마·미역·큰신말 등의 해초류는 비타민 B_{12}가 들어 있고 간장 기능을 정상화시키며 간염을 방지한다.

만성감염에 좋은 식품을 먹어라.
호박·부추·파슬리·샐러드채·미나리·무·순무·양배추·시금치·옥수수·춘국·표고버섯·배추·파 참나물·머위·칡가루·말차 등이 있다. 야채 주스로 샐러드채·사탕무·미나리·토마토·소엽·파슬리·마늘·사과를 주로 한 주스가 좋다. 다시마수, 매실 등을 첨가하면 더 효과적, 프린스멜론을 넣으면 맛이 좋아진다.

② 간경변의 식단

간경변 예방을 위해 마그네슘이 많이 들어 있는 식품이 좋다. 철, 불소, 비타민 A·C가 많이 들어 있는 식품은 간장 장애를 회복시키는 효과가 있다.

주식으로는 현미밥을 선택하고 수수나 율무를 넣은 현미 수프도 좋다. 된장은 장 안의 생태를 정상이 되게 하고, 혈액의 상태를 정상화시켜 체질을 개선키는 데 좋으며 토마토는 단백성 노폐물의 처리 배설을 촉진하고 간장 기능을 회복시킨다. 또한 콩나물은 알기닌, 아스파라긴산이 많이 들어 있고 강간 작용이 크다. 정혈 작용과 강장 효과를 위해 마늘·염교·양파·파 등을 섭취하고 혈액이 깨끗해지도록 다시마와 해조류 섭취를 풍부하게 만든다.

간경변에 좋은 식품을 먹어라.

표고버섯·송이버섯·무더기버섯·바지락·조개·고사리·샐러드·상추·연뿌리·백합·매실·소엽·소송채·미나리·호박·무·머위·참마·부추·강낭콩·상추·캘리플라워 등이 효과가 있다. 약초차로 사철쑥·율무·구기자·별꽃 풀을 달여 차 대신 마신다.

③ 담낭염, 담석증의 식단

담낭염과 담석증은 비타민 A를 통하여 기본적인 원인으로 작용하는 결석의 생성을 억제한다. 비타민 B류·C·K가 많이 들어 있는 식품은 담즙의 유출을 촉진하고 담낭의 염증을 고침과 동시에 결석을 용해시키는 효과가 있다.

주식으로는 현미식을 선택하고 간헐적으로 메밀국수도 좋다. 부추·파슬리·참나물·소엽 등은 비타민 A가 풍부하고 담석증을 방지한다. 또한 호박 및 당근에 비타민 A·K·칼륨이 많이 들어 있어 결석을 녹일 수 있다. 담석증 해소에는 셀러리·양배추·감자 등의 비타민 B류를 통해 대사 기능을 원활히 하도록 한다.

담낭염과 담석증에 좋은 식품을 먹어라.

매실·연뿌리·샐러드채·토란·미나리·사탕무·양배추·파·생강·배우·순무·콩나물·오이·캘리플라워·호두·셀러리·무·아스파라거스·바지락·말차 등이 좋다. 약초차로 결명자·사철쑥·차풀·삼백초를 달여 차 대신 마신다.

 기타 질환과 자연식 식단

우리 몸은 알칼리성과 중성의 적절한 균형 속에서 건강체가 될 수 있다. 즉 산성이 되면 물론 안 되고 알칼리성이 강해서도 안 된다. 신장은 몸 속의 여분의 물이나 소금을 몸에서 몰아내고 산이나 알칼리를 조절하는 중요한 역할을 한다. 이러한 신장은 사구체와 이를 둘러싼 보만씨낭, 소변의 통로인 요세관, 그리고 소변이 모이는 신우에 의하여 구성되고 있다.

혈액의 사구체 속을 흐르는 동안에 혈장 성분이 걸러져서 원뇨로서 보만씨낭에 옮겨진다. 요세관을 흐르는 사이에 원뇨 중의 유효 성분 등은 다시 혈액 중에 흡수된다.

신장의 이상 증세의 발생은 다른 장기 조직에도 영향을 미친다. 특히 신장과 밀접한 관련이 있는 전신의 혈관 및 심장에 장애가 발생 할 수 있다. 혈관 및 심장이 장애를 받으면 빠르건 더디건 온 몸에 이상이 생기게 되는 것이다. 주요한 신장병에는 혈액을 걸러서 소변을 만드는 기능 부분인 사구체에 염증이 일어나는 신염, 사구체와 요세관, 곧 네프론 전체가 않는 네프로제, 신장에 와 있는 동맥이 경화하는 신경화증이 있다.

우리는 이 장에서 신장과 관련된 질환 및 현대인이 가지고 살아가는 기타 여러 가지 질환을 예로 질병을 이겨 낼 수 있는 자연식을 제공하고자 한다. 각 질병의 원인과 부족하기 쉬운, 또는 질병이 필요로 하는 영양소와 식단을 알아냄으로써 더욱 건강한 삶을 윤택하게 할 수 있을 것이다.

만성 질환의 종류

만성신염

만선신염은 급성신염이 완전히 낫지 않고 만성으로 이행한 경우이다. 급성신염은 감기가 걸린 뒤 등에 일어나는 일이 많다. 아이들은 알레르기성 질환으로써 신염을 일으키는 경우가 많은데, 어느 쪽이건 몸의 저항이 약해져 과민해진 상태에서 발병하기 쉽다.

체질적으로 만성신염에 걸리기 쉬운 예는 동물성 단백질 식품을 너무 섭취하고 백미·백설탕·정제염 등 정백식품의 상식에 의해 만들어진다. 특히 해로운 노폐물을 대량으로 만들어 내는 동물성 단백질의 식품의 과잉 섭취는 신장의 기능에 현저한 장애를 준다.

신염의 근본적 원인 또한 단백 과잉에 의한 자가 중독증으로 볼 수 있는 데 신장 기능이 약하기 때문에 노폐물의 배설은 더욱 어렵게 되고 혈액은 흐려져 온 몸에 대사 장애를 일으키게 된다. 이러한 몸의 상태에서 합성 약제를 사용하는 경우 중독으로 신염이 더욱 발전할 수 있다.

신염의 사대 증상이란 단백뇨·혈뇨·고혈압·부종으로 볼 수 있다. 요단백이 나타날 경우는 경증으로 볼 수 있으며 부종은 처음 눈두덩이에 나타나기 쉬우며 차츰 온 몸으로 퍼지는 것이 특징이다. 특히 혈압은 병의 진행 상태와 병행하기 때문에 주의해서 살펴야 한다. 그 밖에도 빈혈로 인하여 안색이 창백하거나 신장부의 동통, 다뇨를 나타내기도 한다. 심장 쇠약의 징후를 나타내는 수도 있다.

네프로제

네프로제란 요세관에 병변이 생기는 것으로, 고도의 부종과 단백뇨가 나타난다. 네프로제만으로는 혈뇨, 고혈압은 일어나지 않지만 신염과 병발하는 경우가 많다. 신염이 발병하면 요독증 또는 심장 쇠약에 걸리기 쉽다.

신경화증

신경화증이란 신장에 분포되고 있는 가느다란 동맥에 경화가 일어나 여러 가지 장애를 일으키는 상태를 말한다.

혈액 순환이 나쁘게 되고 네프론의 영양 상태도 불량하게 되면 신장 기능의 전체가 쇠약해진다. 소변의 배설이 시원스럽지 못하고 단백도 섞여 나올 수 있으며 혈압이 높아지므로 뇌일혈을 일으키거나 심장 쇠약이 될 우려도 있다.

일반적으로 신경화증의 진행은 완만하고 신장 기능의 저하도 서서히 진행한다. 그러나 병의 증세가 빠른 경우에는 요독증을 일으키기 쉽다. 요독증이 되면 유해 물질을 배설할 수 없기 때문에 혈액이 매우 탁해진다. 요독증은 온 몸에 경련을 일으키거나 시력을 아주 나쁘게 한다.

일반적인 증세로는 머릿속의 내압 상승으로 두통·편두통·어깨 결림·귀울림·현기증·불면·숨가쁨 등이 일어난다. 신장의 움직임, 특히 재흡수 작용이 나빠지기 때문에 소변의 양이 많아지고 몸이 쉽게 갈증을 느낀다.

신경화증의 치료는 먼저 혈압을 내리고, 뇌, 심장에 대한 압박을 제거해야 한다. 과식과 정신적 스트레스를 피하는 것은 좋은 치료 방법이 될 것이다. 또한 혈액의 상태를 정상적으로 만들고 동맥 경화를 고치고 신장의 기능을 회복시키기 위하여 동물성 단백질 식품, 정백식품을 중지하고 현미, 채식을 먹는 것이 중요하다.

요로결석증

요로결석증이란 소변 성분 중의 물질이 굳어져 마치 돌같이 굳은 것이 되고, 그것이 점점 커져서 요로에 걸리거나 염증을 일으키는 질환이다. 결석의 성분은 90%가 칼슘이므로 인산·수산·탄산이 더해져 된 생석회 화합물이다. 소변의 성분 중에 칼슘, 탄산, 인산·수산 등이 많아져 결정하기 쉬운 상태가 되는 데 그것이 백혈구라든가 상피세포를 핵으로 하여 그 둘레에 들러붙어 점점 커지는 것이다.

결석이 생기는 장소는 주로 신우로 이 속에서 커지며 꽉 막히는 수도 있다. 그러나 대체로는 작았을 때 아래로 내려오면서 점점 커져서 요관에 걸린다. 특히 요관에 들어가는 부분은 목이 좁기 때문에 걸리기 쉽다. 요관에 결석이 걸려 오줌이 그 아래로 흐르지 못하면 신우의 내압이 매우 올라가 산통이 일어난다.

증상으로 나타나는 산통과 혈뇨가 있으면 우선 결석증으로 보아도 좋다. 산통은 신장 부위의 격심한 고통으로 등까지 고통이 퍼진다. 엎치고 뒤척이며 괴로워하고 얼굴은 창백하게 되어 토하기도 한다. 혈뇨는 염증이 일어나거나 결석에 의하여 요로가 상하여 일어난다. 육안으로 확인할 수도 있으나 현미경으로 보지 않으면 확인할 수 없을 때도 많다. 결석증을 근치하기 위해서는 식사 요법이 무엇보다 중요하다. 내복이나 주사, 국소 요법 등 약으로 돌을 녹이기는 불가능하다. 돌이 녹을 만큼 강한 것이면 점막 기타 조직을 해치게 되기 때문이다.

  혈액 속에 칼슘이나 비타민 D, 수산이 과잉할 경우 결석이 생기기 쉽다. 또한 아미노산의 일종인 시스틴이 소변 속에 섞이게 되면 요로가 막히기 쉽다. 부갑상선의 기능이 이상항진하면 칼슘 대사가 장애를 받는다. 이러한 조건을 제거함과 동시에 혈액의 상태를 정상화시켜 온 몸의 생리 기능을 건전하게 하려면 백미, 육식을 중지하고 현미, 채식을 하는 것이 훨씬 효과적이다. 혈액이 건강한 알칼리성이 됨과 동시에 결석도 저절로 녹아 흘러내리게 된다. 또한 시금치 · 토마토 · 양배추 · 코코아 · 초콜릿 등의 식품은 결석을 만들기 쉬우므로 피해야 한다.

방광염

  방광은 신장에서 만들어지고 요관을 통해 내려온 소변을 모아 일정량에 달했을 때 배출하는 기관이다. 방광은 소변이 모이는 것에 따라 부풀어 커지게 된다. 가득 차게 되면 벽은 늘어나 그 두께는 3밀리쯤으로 얇아지지만 배뇨 후는 줄어 1.5센티미터의 두께가 된다. 소변의 출구는 내괄약근과 외괄약근으로 둘러싸여 있다.

  방광 기능의 문제 발생은 소변이 충분히 괴어 있는데 배뇨가 어렵거나 그다지 소변은 괴어 있지 않은데도 불구하고 자주 소변이 마렵거나 하는 여러 가지 배뇨 장애를 일으키기 쉽다.

  방광염은 요도가 뚜렷하게 짧은 여성에게 압도적으로 많다. 주요 증세는 오줌의 혼탁 · 고통 · 소변이 잦은 것이다. 오줌이 희게 탁해지는 것은 염증부에 백혈구가 많이 출현하고, 그것이 소변에 섞여 나오기 때문이다. 아픔은 소변을 보고 나서 방광이 오므라들 때 점막이 자극되어 느껴지는 것이다. 점막에서 피가 나오는 경우도 있는 데 아픔은 저려드는 것같이 아플 경우도 있고 불에 데는 것같이 격심한 경우도 있다. 소변이 잦은 것은 방광이 끊임없이 자극되는 상태에 있기 때문이다. 보통 300CC쯤 괴었을 때 요의가 일어나지만, 이 경우는 50~100CC에서 배뇨하고 싶어진다. 일반적으로는 세균을 씻어 내는 효과가 있다고 하여 물과 차를 많이 마실 것을 권하고 있다. 그러나 근본적으로 근치를 위해서는 식생활을 개선하고 염증이 일어나기 쉬운 체질을 개선해야 한다.

전립선 비대증

전립선은 남성의 부성기의 하나로 요도를 싸고 존재한다. 내선과 외선으로 되어 있으며 내선은 요도가 마르지 않도록 분비물을 내고 외선은 정액의 성분을 만든다. 고환이 위축되어 여성호르몬의 비율이 증대하면 근육조직이나 결합조직이 증식하여 내선을 둘러싸 일종의 선종을 만든다. 이것이 비대증의 실태다.

전립선 비대증의 가장 주요한 증세는 배뇨가 원활하지 않은 것은 것이다. 배뇨 후에도 소변이 남는 증상이 있으며 이러한 잔뇨가 늘 있다는 것은 방광의 용량이 작아졌다는 것과 같으므로 자연히 배뇨가 잦게 되고 배뇨 횟수가 많게 된다. 이 질환은 여러 가지 증세가 겹쳐지는데 초기에는 목마름·식욕 부진·위장 장애·변비 등을 호소하는 일이 많다. 병세가 진행하면 드디어 소변이 나오지 않게 된다.

전립선 비대가 일어나는 것은 호화 현상이므로 이를 방지하려면 온 몸이 젊어지도록 도모해야 한다. 위장의 기능을 건전하게 하고 혈액이 알칼리성이 되도록 하며 혈액 순환을 촉진하는 것이 중요하다. 호르몬의 분비도 정상화함에 따라 전립선의 노화도 방지되고 기능의 정상화가 촉진된다.

당뇨병

당뇨병은 포도당이 소변에 섞여 흘러나오는 만성병이다. 당뇨에 앞서 혈액 중의 당분이 상승하는데, 정상적인 사람의 혈당치는 80~100mg/Cll이다. 100 이상이 되어도 당뇨는 나타나지 않지만 여러 가지 증세가 나타나며 150 이상이 되면 당뇨를 볼 수 있다.

당뇨병에서 문제가 되는 것은 체내의 모든 물질 대사에 불가결한 포도당이 상실되기 때문에 몸이 쇠약해지고 과잉한 혈당을 처리하기 위해 인슐린이 낭비되어 동맥 경화를 일으키는 것이다. 당뇨병이 진행되면 혈관의 노화, 곧 동맥 경화 등의 합병증이 올 수 있다. 이 동맥 경화가 진행되면 고혈압이 되고 뇌일혈, 심근경색 등을 일으킨다. 당뇨병과 병발한 혈관, 심장병은 매우 낫기 어렵고 진행도 빠르다. 당뇨병이 악화될수록 혈관, 심장병으로 목숨을 잃을 위험성은 증가하게 되는 것이다.

당뇨병과 병발하는 질병은 중대한 것으로 당뇨병이 겹치기 때문에 낫기 어렵게 된다. 예를 들면 류머티즘·완고한 피부병·치조농루·결석증·시력 장애·축농증 등이 있다. 당뇨병은 과잉 혈당조차 신속히 처리할 수 없을 만큼 정혈 기능이 저하되어 쉽게 악액질의 상태가 되기 때문이다. 당뇨 체질은 암체질이라고 결론지을 수 있다.

우리는 일반적으로 당뇨병은 한창 나이인 40, 50세에 들어선 사람을 괴롭히는 성인병으로 여겨져 왔다. 그러나 최근에는 40세 이하의 젊은층으로 발생 연령이 낮아지고 있다. 그뿐 아니라 소아당뇨병도 드물지 않다. 당뇨병은 이전부터 사치병이라고 불러왔는데 미식의 과식, 체질이 노화하고 약체화되어 일어나는 병이기 때문이다. 젊은층에 당뇨병이 격증하고 있다는 것은 젊은이들의 체질이 일찌감치 노화되고 있는 것과 같다.

혈당치가 높아지면 몸은 마치 사탕절임 상태로 세포가 녹아 내리듯이 붕괴되어 간다. 특히 정상의 경우에는 탄력성이 크고 튼튼한 조직, 예를 들면 근육이나 혈관, 신경 등이 장애를 입기 쉽다. 그렇게 되면 조직 활동도 충분히 행해지지 않으니까 생리 기능상 여러 가지 장애도 생긴다. 그러나 이것은 몸의 조직세포가 물러지는 질환이고 발열이나 아픔 등의 증세는 일어나지 않으니까, 중증이 되도록 의식하지 못하는 수가 많다. 다음과 같은 증세는 당뇨병을 의식 못하는 사람의 수가 많기 때문에 주의해야 한다.

첫째, 계속된 갈증
둘째, 잦은 소변
셋째, 대식 및 단 것에 대한 욕망
다섯째, 시력이 떨어지고 망막염이나 백내장 발병
여섯째, 충치 및 잇몸 질환
일곱째, 단독, 습진 등 피부병, 이상 감각 발생
여덟째, 성욕 감퇴와 월경 이상
아홉째, 흰 머리

과혈당을 초래하고 이어 혈관의 노화를 일으키는 원인에는 육식과 정백식품의 과식이 있다.

　육식을 하면 그 소화를 위해 많은 췌액이 필요하기 때문이다. 한편 백미나 백설탕 등의 정백식품을 섭취하면 혈당치가 급격히 상승한다. 이 혈액 속의 포도당을 처리하기 위해 췌장 호르몬이 대량으로 소비된다. 췌장은 소화액과 호르몬 양쪽의 제조, 분비에 혹사되어 마침내는 과혈당 상태에 이르는 것이다. 만일 신장이 제대로 기능을 발휘하면 과혈당이 되어도 소변 속에 당은 흘러나오지 않는다. 그러나 췌장은 기능이 떨어질수록 고기나 정백식품을 섭취하면, 신장 기능은 더 건전해지지 않는다.

　당뇨병을 근치시키려면 식생활의 일대 혁명이 필요하다. 동물성 단백질 식품을 그만두고 현미, 채식으로 바꾸고 되도록 소식해야 한다. 일반적으로 당뇨병에는 인슐린 요법을 하고 있지만 이런 혈당 강하제에 의지하는 것은 위험하다. 생리기능의 결함을 바로잡아 혈당치를 정상화시키는 것이 아니라 일반적으로 혈당치를 끌어내릴 뿐으로 생리 기능을 혼란시키는 또 다른 요소를 플러스할 뿐이기 때문이다. 현미, 채식을 소식하여 몸무게를 줄이는 것이 선결 조건이 될 것이다.

통풍

　식생활이 풍족해지며 양면적으로 만성 질환 등의 병이 많아지고 있다. 그 전형적인 예가 통풍이다. 과거에는 통풍을 미식, 안일의 생활로 한가로운 세월을 보내는 사람이나 걸리는 병으로 치부하였다. 통계를 살펴보면 1920년대까지 의학회에 보고된 것은 단 한 건 뿐이었다. 그러나 1950년대부터 환자가 급증하고 현재는 아주 흔한 질병으로 자리 잡았다.

통풍 환자의 혈액 중의 요산량은 정상인의 10~20배나 된다. 또 귓불 등에 생기는 통풍 결절의 속이나 관절액 속에는 요산염의 결정이 포함되어 있다. 곧 통풍은 요산 대사에 이상이 생겨 일어나는 질병인 것이다.

요산 대사의 이상은 서서히 일어나지만 통풍 특유의 증세는 어느 날 갑자기 나타난다. 발의 엄지발가락의 관절이 붉게 부어 오르고 아프기 시작한다. 한곳의 아픔이 일어났다 가라앉았다 하는 동안 여러 곳에서 관절염이 나타나게 되는 데 발목·무릎·손목·어깨·등 온 몸의 관절이 붓거나 변형이 생긴다.

요산은 단백질의 중간 대사 산물이다. 이 요산이 체내에 흥건하게 되는 것은 동물성 단백질 식품의 과식이 원인이다. 동물성 단백질 식품은 우리 몸 안에서는 충분히 처리되지 않기 때문에 중간 대사 산물을 대량으로 발생시킨다. 또한 동물성 단백질 식품은 배설 장애를 일으키고 노폐물을 몸 안에 정체시킨다. 특히 동물성 지방은 요산의 배설을 저해하고 혈액이 산성화되면 요산은 배출되기 어렵다.

이러한 요산은 관절이나 결절 안에 괴일 뿐 아니라 신장이나 혈관 벽에도 괴일 수 있다. 신장에 괴는 경우, 신장결석이나 신장경화증을 일으키기 쉽고 혈관에 고일 경우는 동맥 경화나 고혈압이 되기 쉽다. 통풍이 극도로 악화하면 손발의 자유를 잃게 되어 수족을 사용하지 못한다. 또한 요독증·뇌일혈·심근경색을 일으켜 사망할 수 있다.

통풍의 근본적인 원인은 효소계의 결함이다. 이는 요산의 대량 생성을 촉진한다. 통풍을 근본적으로 치료하기 위해서는 식단을 현미와 채식으로 바꾸고 요산 대사를 정상화하여 신장의 기능을 정상화시켜야 한다.

교원병

최근에 주목되기 시작한 질병 중의 하나는 교원병이다. 통풍과 마찬가지로 과거 별도의 병으로 취급되어졌으나 이후 많은 증상과 성질의 분석으로 교원병이라는 명칭을 얻게 되면서 따로 분류된다.

교원병이란 몸의 교원조직에 염증이나 변성이 생기는 질환을 말한다. 뼈는 뼈세포, 간장은 간세포가 많이 모여 만들어지고 있다. 곧 온 몸의 각 조직은 각기 고유세포에 의해 얽어 짜이고 있다. 그러나 고유세포만으로 성립하고 있는 것은 아니다. 세포와 세포를 연결하는 접착제의 역할을 하는 것이 있다. 이것이 곧 교원조직이다.

이러한 교원조직의 성질은 곧 신체의 전체에 병이 일어날 가능성을 높인다. 이 교원병이 나타나는 증상은 다양한데 예를 들어 발열·발진·관근통·탈모·손톱의 변형·임파절 종창·관절염·근염·심내막염·폐렴·경련 발작·정신 증상 등을 꼽을 수 있다. 교원병을 예방하기 위해서는 체질적 원인을 개선하기 위해 그 원인을 알고 자연식 식단으로 바꾸는 것이 중요하다.

관절 류머티즘

류머티즘은 20~40세의 여성에 많이 나타난다. 발병 초기에는 미열, 노곤함 등의 빈혈증 증세를 일으키는데, 손가락의 뻣뻣해짐에서 시작하여 차례로 무릎·어깨·팔꿈치 등 큰 관절에 압통이나 부기가 생긴다. 류머티즘 관절염은 무릎의 관절에 물이 괴게 되고 온 몸의 관절이 나무의 혹같이 변형된다. 이 시기에는 극도의 아픔을 느끼게 되고 관절 이외의 뼈에도 위축이 일어나 근육이나 신경도 침해된다.

에리테마토오테스

홍반성 낭창이라고 불리는 에리테마토오테스는 15~50세의 여성이 걸리기 쉽다. 초기 증상으로 섭씨 38~39도의 고열이 나고 온 몸이 노곤하며 관절이 아프다. 마치 감기를 앓는 것처럼 증세가 나타다 이내 머리카락이 빠지거나 상배부·손바닥·손 등에 붉은 반점이 생기게 된다. 특히 얼굴에는 나비형의 특유한 붉은점이 생기기 쉽다.

에리테마토오테스는 체질에 결함이 있는 사람이 강한 자외선을 쐬거나 약을 난용하는 것이 유인이 되어 일어난다. 이 병이 진행되면 심장, 신장의 장애도 심하게 되고 요독증 등을 일으킨다. 일반적으로는 부신피질호르몬제가 사용되어 병을 한층 낫기 어렵게 하는 것이 현상이다.

류머티즘열

류머티즘열은 소아나 젊은이가 걸리기 쉽다. 편도염이 된 1~2주일 뒤에 발병한다. 발열·관절염·심장의 잡음 등의 증세가 따르며 약 반수의 사람은 심장판막증을 일으킨다.

전신성 강피증

전신성 강피증은 30~50세에 일어나기 쉽다. 발병 후 지각 장애, 관절통, 교원조직의 팽창, 경화의 과정을 거쳐 피부는 경화 위축되고 관절이 당겨진다. 혈관의 내막도 비후하기 때문에 혈관의 내강이 좁아지고 혈행이 나빠지거나 혈관 폐쇄를 일으키기도 한다. 이로 인하여 혈행 장애가 일어난 조직이 위축하거나 석회 침착을 하거나 한다. 이런 병변은 심장·폐·장·신 등에 일어나기 쉽다.

다발성 동맥염

　다발성 동맥염은 동맥에 염증이 일어나는 것을 말한다. 신·간·비·소화관·부신·뇌·말초신경에 분포하고 있는 동맥 등 광범위하게 일어난다. 주요 증세는 발열·고혈압·각종 복부 증세·근육통 등 심하게 되면 심근경색을 일으킨다. 어떤 종류의 교원병이라 해도 이를 근본적으로 고치려면 세포의 저항성을 강화하지 않으면 안 된다.

　세포의 저항성을 잃게 하는 가장 큰 원인은 화학약품이다. BHC·PCB·비소·수은 등이 심한 희생자를 내고 있는 것은 세계의 모든 사람들이 알고 있는 바이다. 이와 동일한 화학 물질인 식품첨가물이나 중성세제 등이 우리 체세포에 영향을 미치고 있는 것은 말할 것도 없다. 그러나 그들 화학 물질이 독성을 나타내는 것을 허락하고 또는 그 작용을 도와 몇 배의 해를 끼치는 것은 혼란한 체세포의 기능 그 자체다. 곧 자체가 약화되고 있기 때문에 필요 이상의 해를 받는 궁지에 빠지는 것이다.

　체세포의 기능을 혼란시키는 것은 고기·우유·계란 등의 동물성 단백질 식품이다. 이들은 장 안의 박테리아의 상태를 병적으로 바꾸고 세포의 영양조건을 혼란시킴과 동시에 독소가 혈액을 혼탁케 한다. 이 독소는 공해 물질 등의 화학 물질과 상승적으로 작용하여 광범한 교원조직의 장애를 일으키는 것으로 생각되고 있다. 또 동물성 단백질은 우리들 몸에 있어서는 이종단백이므로 세포의 과민성을 높인다. 다발성 동맥염은 이 동물성 단백질 식품을 중지하고 특히 우유 유제품의 섭취를 엄금해야 한다.

만성 질환에 따른 식사 요법의 주의점

신장염의 식단

칼륨이 많이 들어 있는 식품은 신장의 기능을 정상화시키는 효과가 있다. 불소·나트륨·요오드·마그네슘 등을 많이 포함한 식품은 신장의 걸러 내는 작용 및 재흡수 작용을 정상이 되도록 하여 배뇨가 정상 기능을 하도록 돕는다. 주식으로는 현미밥 및 검정깨소금을 쳐서 먹을 수 있다. 간헐적으로 흑빵 즉 현미 및 호밀도 좋다.

강판에 간 무즙은 소화액의 분비를 정상화시킬 수 있다. 또한 당근·호박·연뿌리를 통해 요오드·칼륨·비타민 A가 많이 들어 있으며, 체력을 증진함과 동시에 신장을 강화시킨다. 신장의 기능을 높이기 위한 또 다른 식품은 우엉 및 표고버섯, 송이버섯 등의 버섯류의 피트스테린이 좋다.

신장염에 좋은 식품을 먹어라.
파슬리·시금치·은행·콩나물·옥수수·샐러드채·소송채·춘국·미나리·참나물·백합 뿌리·참마·순무·오이·된장·양배추·수박·감·물고기·해삼·칡가루·고비·고추 등이 있다. 약초차로 율무·별꽃풀·차풀·이질풀·삼백초를 달여 차 대신 마신다.

요로결석증의 식단

요로결석증은 무엇보다 결석의 생성을 방지하는 것이 중요하다. 요오드 및 칼륨이 많이 들어 있는 식품은 혈액을 알칼리성으로 만들고 신장의 기능을 정상화시킬 수 있다. 비타민 A, 불소가 많이 들어 있는 식품도 결석의 방지에 유효하다. 주식으로는 현미밥을 선택하고 때로 수수떡, 풀떡에 배아나 검정깨를 쳐서 먹는 것도 좋다.

부추·당근·춘국·호박, 등의 녹색야채는 비타민 A가 풍부하게 들어 있어 결석증에 유효하다. 이미 생긴 결석을 녹이는 데에는 파슬리와 소엽을 추가하여 혈관의 탄력성을 높이도록 한다. 매실과 레몬은 소화액의 분비를 왕성하게 하여 소화 작용을 강화시키고 체질을 개선할 수 있는 성분이 많이 들어 있어 이 또한 탁월하다. 마지막으로 벌꿀을 섭취함으로써 생리 기능 전체를 원활하게 하고 결석의 형성을 방지한다.

요로결석증에 좋은 식품을 먹어라.
된장·잣·호두·표고버섯·송이버섯·우엉·소송채·참나물·순무·무·감자·사탕무·샐러드채·셀러리·오이·미나리·파·배추·콩나물·완두·말차·조개·성게 등이 좋다. 약초차로 차풀·별꽃풀·결명자·삼백초를 달여 차 대신 마신다.

방광염의 식단

방광을 튼튼하게 하고 기능 장애를 회복시키기 위해 철·마그네슘·규소 등이 많이 들어 있는 식품을 추천한다. 이 성분은 배뇨 장애를 제거하는 효과 또한 가지고 있다. 요오드가 많이 들어 있는 식품은 방광 장애에 유효하고 소변의 혼탁을 제거한다.

　주식으로 현미밥을 선택하고 검정깨소금을 먹는 것 또한 좋은 효과를 볼 수 있다. 강판에 간 무즙을 상식하게 될 경우, 소화 기능을 정상적으로 되게 하고 혈액의 정화에 도움이 된다. 방광 장애에 유효한 음식으로는 요오드가 포함된 당근·토마토·셀러리를 선택하는 것이 좋다. 상치·그린아스파라거스·레즌은 철이 많이 들어 있고 혈액의 활성을 높이며 방광을 건전하게 한다.

방광염에 좋은 식품을 먹어라.

표고버섯·양배추·수박·상치·시금치·무·소엽·호박·캘리플라워·배추·콩나물·파슬리·오이·참나물·소송채·경채·머위·작은 고기·바지락·조개 등이 효과가 있다. 야초차로 질경이·결명자·삼백초·쑥을 달여 마신다.

전립선 비대증의 식단

　전립선의 비대를 방지하는 음식 성분으로는 요오드, 망간이 많이 들어있는 식품을 선택한다. 특히 칼슘, 비타민 K가 많이 들어 있는 식품은 혈액을 정화하고 내분비의 균형 실조를 회복하여 전립선 비대증에 유효하게 작용한다.

　주식으로는 현미밥을 선택하는 것이 좋으며 간헐적으로 메밀국수나 메밀반죽 식품도 좋다. 당근과 마늘에는 요오드, 비타민 B_1이 들어 있어 내분비의 기능을 정상화시키고 된장·매실, 강판에 간 무즙 등은 위장의 작용을 건전하게 하여 혈액을 깨끗함으로써 체세포의 젊어짐을 도모한다. 표고버섯 및 무더기버섯 등 버섯류 또한 요오드와 인이 들어 있어 온 몸의 신진 대사를 정상화시킨다.

전립선 비대증에 좋은 식품을 먹어라.

팥·청국·동과·토마토·양배추·배추·시금치·소송채·연뿌리·파·양파·마늘·오이·파슬리·호박·셀러리·상치·순무·딸기·말차가 효과적이다. 약초차로는 별꽃풀·율무·삼백초·쑥을 달여 마신다.

당뇨병의 식단

당뇨병은 췌장과 간장을 강화시킬 수 있는 철·칼슘·비타민 C·E·K의 섭취가 중요하다. 또한 비타민 B류가 많이 들어있는 식품을 통해 당분의 대사를 정상화시키고 전신의 쇠약을 막는다.

주식으로 현미밥을 선택하고 메밀국수, 메밀반죽 식품도 좋다. 호박은 당뇨병의 특효 식품으로 췌장을 살려 인슐린의 생성을 촉진시킨다. 표고버섯 및 무더기버섯, 송이버섯 등의 버섯류는 비타민 D 효과가 있고 과잉의 당분을 분해 처리한다. 비타민 B_1의 흡와 당 대사를 정상화를 위해 부추와 파, 마늘 등의 섭취를 골고루 한다.

당뇨병에 좋은 식품을 먹어라.

당근·아스파라거스·소송채·양파·강낭콩·사탕무·춘국·참나물·순무·옥수수·토마토·미나리·샐러드채·시금치·오이·셀러리·무·상치·양하·소엽·말차·매실 등이 있다. 약초차로 별꽃풀·감초·결명자를 달여 차 대신 마신다.

통풍의 식단

통풍에 유효한 성분은 비타민 A · 나트륨 · 불소가 많이 들어 있는 식품이다. 칼슘, 철이 많이 들어 있는 식품은 혈액의 상태를 바로잡고 체질을 개선하여 통풍을 방지한다. 주식으로는 현미밥을 선택하고 당근 · 셀러리 · 아스파라거스 · 오이 등에 나트륨이 들어 있어 통풍에 유효하다. 조혈을 촉진하고 노폐물의 배성을 용이하게 하기 위해 양배추 · 상추 · 시금치 등을 섭취하는 것 또한 중요하다. 부추와 미나리, 파슬리 등에는 비타민 A · C가 풍부하고 세포 활동을 정상화시킨다.

통풍에 좋은 식품을 먹어라.

무 · 표고버섯 · 캘리플라워 · 춘국 · 소엽 · 사탕무 · 우엉 · 시금치 · 오이 · 호박, 강낭콩 · 머위 · 양하 · 샐러드채 · 토마토, 땅두릅 등이 효가가 있다. 약초차로 무 · 결명자 · 쑥 · 소엽을 달여서 차 대신 마신다.

신경통의 식단

신경통에 우수한 효과를 보이는 음식의 성분으로는 철 · 인 · 마그네슘 · 요오드 등이다. 특히 비타민 B_1, 칼슘이 많이 들어 있는 식품은 신경세포의 변성을 방지한다.

주식은 현미밥을 선택하고 현미의 풀떡이나 수수떡에 배아나 검정깨의 양념장을 찍어서 먹어도 좋다.

부추 또는 파, 양파는 보온 작용이 있고, 신경통에 탁효가 있다. 요오드가 풍부하여 신진 대사를 높이고 장애를 정상화시키는 데 중요한 음식은 당근·마늘·셀러리·표고버섯 등이며 신경통에는 순무잎이나 무·시금치·오이 등이 칼슘이 많이 함유되어 있으며 유효하다.

양배추·파슬리·소엽·시금치는 철·인·칼륨 등이 많이 들어 있고 신경통을 고친다.

당근·마늘·셀러리·표고버섯는 요오드가 풍부하고 신진 대사를 높이며 장애가 있는 것을 정상화시킨다.

신경증에 좋은 식품을 먹어라.
호박·연뿌리·우엉·지두·미나리·소송채·밤나물·배추·콩나물·양하·머위·은행·호두·캘리플라워·옥수수·토란·조개·바지락 등이 효과적이다. 약초차로 율무·결명자·삼백초·쑥을 달여 차 대신 마신다.

교원병의 식단

내분비 기능의 정상과 교원병의 근치를 위해 요오드·철·칼슘이 많이 들어 있는 식품을 선택하는 것이 바람직하다. 또한 비타민 A·B류·E가 많이 들어 있는 식품은 물질 대사를 정상화하고 체질 개선을 도모한다. 비타민 C, 불소가 많이 들어 있는 식품은 관절의 장애를 방지한다.

주식으로 현미밥을 선택하고 현미와 수수로 경단을 만들고 검정깨와 볶은 콩가루를 묻혀 먹어도 좋다. 셀러리·양파·마늘·아스파라거스에는 비타민 B류·철·칼슘이 많이 들어 있어 교원병에 유효하다. 비타민 C 및 엽산이 풍부하여 세포 활동을 정상화시킬 수 있는 식품에는 미나리·소엽·순무잎·소송채 등 청채류가 좋다. 캘리플라워·양배추·시금치 등은 불소가 들어 있고 손발의 장애나 이상 감각을 방지한다. 또한 표고버섯·송이버섯·무더기버섯 등 버섯류는 지방 대사를 정상으로 하고 조직세포의 변성을 방지한다.

신경증에 좋은 식품을 먹어라.
된장·매실·연뿌리·춘국·파·소송채·시금치·지두·염교·오이·무·미나리·땅두릅·참나물·머위·우엉·호박·해바라기 등이 효과적이다. 약초차로 율무·결명자·질경이를 달여 차 대신 마신다.

제3장
문명병과 자연식 건강법

01 질병 치료의 시작, 식단 조절

질병과 식사 요법의 중요성

질병의 원인을 일반적으로 분석해 보면 외인성의 바이러스나 박테리아, 거기에 내인성의 자율신경 실조나 내분비 장애 등의 원인으로 일어나는 이상 상태로 볼 수 있다. 그러나 병의 치료에 앞서 근본적인 원인 즉, 우리의 인체가 왜 바이러스나 박테리아에 감염되었으며 또 왜 자율신경이나 내분비의 이상이 일어나는가를 알아야 한다.

이는 곧 질병에 걸리기 쉬운 체질과 연결될 수 있다. 즉 건강체에서 벗어난 약질화된 체질이라는 한 귀결점으로 도착한다. 질병을 근치하고 체질 강화와 바이러스와 박테리아에 대한 저항성, 동화기능을 높여야 한다. 그러면 체질을 강화시키는 방법은 무엇일까. 이는 한마디로 정의하자면 정장과 정혈을 도모하는 것에 초점을 맞춰야 할 것이다. 혈액은 온 몸을 순환하고 모든 체세포에 양분을 공급하고 있다. 체세포의 기능 상태는 이 혈액의 상태에 따라 좋게도 나쁘게도 된다. 이미 병에 걸렸다는 것은 혈액 상태의 이상에 따라 체세포의 기능이 혼란 상태에 빠진 것이므로 혈액 상태의 정상화 곧 정혈을 도모하여 체세포의 기능을 바로잡지 않으면 안 된다.

혈액의 정화에 가장 큰 영향을 미치는 것은 장이다. 장 속에는 헤아릴 수 없을 만큼 장내 세균이 살고 있는데 장내 세균의 상태가 정상일 경우 신체에 필요한 성분을 효율적으로 흡수하거나, 불필요한 물질의 흡수를 억제하는 신체의 균형을 맞출 수 있다. 그러나 이러한 작용이 활발하지 못할 경우, 혈액은 오염되고 만다. 그러므로 병을 근치하려면 장내 세균의 생육 상태의 정상화, 곧 정장 문제가 반드시 대두되는 것이다.

정장과 정혈을 위해 우리는 다음과 같은 노력을 해야 한다.

첫째, 식사 내용을 개선해야 한다. 고기·우유·계란 등의 동물성 단백질 식품을 계속 섭취하면 내장 기능이 무리가 오게 되고 만성병에 걸리기 쉬운 상태가 된다. 그러나 현미·야채·해초 등 식물성 식품을 중심으로 하는 식사로 전환하면 나날이 다르게 회복되어 간다. 우리 몸의 세포는 모두 우리가 먹는 음식으로 만들어지는 것인데, 인간은 원래 곡채식성의 동물이기 때문이다. 몸과 음식의 관계는 자동차와 휘발유의 그것과 비교된다. 그러나 양자는 본질적으로 다르다. 휘발유는 연료에 불과하지만 음식은 에너지의 공급원일 뿐 아니라 몸 그 자체의 구성 요소이기도 하다. 그러니까 음식의 질을 바꿈으로써 몸의 성질·성능·곧 체질을 바꿀 수 있는 것이다.

둘째, 식생활을 바르게 해야 한다. 곧 인간 본래의 식생활 즉 현미와 채소 중심으로 전환해야 하는 것이다. 음식이 바뀌고 그로 말미암아 혈액의 질이 바뀌게 되면 체세포의 질도 바뀌게 된다. 식생활의 잘못으로 피를 더럽히고, 몸 세포의 작용에 장애가 되는 원인의 현대병들을 고려하여 식생활을 고치지 않으면, 어떤 병도 결코 근본적으로는 제거되지 않는다.

　식사 요법은 '음식은 곧 피고, 피는 곧 몸 세포다' 라는 입장에서 섰을 때 비로소 생기는 것이다. 즉 음식과 피와 세포의 삼자는 연속체고, 동일한 것의 측면이라는 생각을 했을 경우에만 생기는, 병 치료를 위한 방법론이다. 그러므로 식사를 바로 하여 필의 질이 바뀌고, 그와 함께 병도 낫게 된다는 사실이 설명된다. 우리가 제창하는 자연식 요법은 그런 생각에 의해 만들어진 것이다. 그리고 얼마만큼 효과가 있는가는 전국의 자연식 애호가가 몸으로 입증하고 있으며, 나 자신 날마다의 진료 활동 속에서 확인하고 있다.

치료에 좋은 자연식

현미의 효과와 응용

　일반적으로 현미식은 현미밥만 먹으면 되는 것으로 오해하는 사람도 있다. 채식이란 현미를 중심으로 하여 몸에 필요한 모든 영양분을 과부족 없이 섭취하는 식사법인 것이다. 따라서 현미 외에 뿌리채소, 잎채소·해초·작은 고기류, 그 밖에 각종 식품을 취해야 한다. 결국 현대에 있어서의 현미, 채식은 현미, 채식을 하면서 그와 동시에 건강식품·약초차·야채주스를 활용하는 것이 중요하다. 이것은 만성병의 식사 요법을 실천하는 경우에는 특히 유념해야 한다.

물과 미네랄

　물은 하루 2L 정도가 권장량으로 과하게 섭취할 필요는 없다. 수돗물을 그대로 섭취하기보다 사용 하루 전 날, 태양석을 구입해 물에 담가 두고 마신다면 미네랄 섭취의 효과가 늘어난다. 또한 염소 및 부산물이 돌에 흡착되어 효과가 더욱 좋아질 것이다.

약초차

각종의 질환에 적당한 약초차를 달여 차 대신 마신다. 20~30g을 하루의 양으로 하고 600~800cc의 물을 약 30분 달이는 것이 좋다.

건강식품

동양 사람의 체질적 결함을 보충하는 배아·엽록소·효소·식물성기름·인삼·로열젤리 등 건강식품을 적절하게 이용한다.

야채 주스

야채 또는 과일은 생식 그대로 짠 즙은 야채 주스라고 한다. 야채 주스는 일반적으로 비타민이 풍부하여 병의 회복에 효과가 있다. 또한 가장 큰 이점은 다량의 유효 성분을 섭취할 수 있고 또한 장에 부담이 없어 유효 성분을 섭취할 수 있는 것이 최대의 이점이다.

야채 주스는 비타민이나 미네랄, 효소 그 밖의 유효 성분의 활성을 손실하지 않도록 만든 즉시 마시는 것이 좋다. 녹즙기로 만든 것은 가느다란 섬유가 적당히 포함되기 때문에 장에 대한 자극도 이상적이므로 흡수력을 높임과 동시에 배설도 순조롭게 이루어진다. 마시기 쉽도록 계절에 따른 과일을 넣어도 좋지만 어디까지나 야채를 주체로 해야 한다. 또 마시기 쉽고 실제적 효과의 면에서 원칙적으로 당근과 사과를 기초로 하는 것이 바람직하다. 맛은 굵은 소금·벌꿀·당밀 등을 써서 맞추도록 한다.

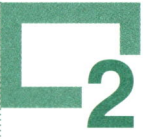 # 문명병과 식사 요법

혈관은 혈액의 통로이자, 혈액과 조직 세포 사이의 물질 교환 이루어지는 벽으로 매우 중요한 기능을 수행하고 있다. 심장은 혈관의 일부가 부풀며 출현한 기관으로 본질적으로 혈관과 마찬가지지만 특수한 기능을 수행하게 되어 있다. 혈관과 심장은 직접 몸 세포를 양육하고 있는 혈액의 산 용기라고 할 수 있다. 두 기관은 성상이나 기능에 직접적인 영향을 미치는 기관이므로 장애가 일어났을 경우 그대로 방치해 둔다면 매우 위험한 상태로 빠지게 될 것이다. 혈관의 중요성과 동맥경화증·고혈압증·빈혈증·뇌일혈·심장병에 대하여 차례에 대로 살펴보고 이에 따른 자연식 건강법에 대하여 알아보도록 한다.

동맥경화와 식단 조절

동맥의 노화 현상 동맥 경화

동맥 경화란 마치 오래 사용한 고무 호스가 헐거워지는 것과 마찬가지로 혈관이 노화된 것으로 볼 수 있다. 혈관은 온 몸의 조직 기관으로 모세 혈관이 되거나 그 벽 세포의 특수한 활동으로 조직에 필요한 영양을 보내는 기능을 하고 있다. 그러나 만약 동맥 경화가 일어나게 되면 혈관의 탄력성이 저하하기 때문에 혈액 순환은 나빠지고 영양과 산소 보급에 차질이 발생한다.

　동맥 경화를 발생시키는 요인으로 콜레스테롤이나 중성 지방 등이 혈관으로 침착되면 석회화가 일어나 경화되기 쉬워진다. 일반적으로는 동물성 지방 등 콜레스테롤을 많이 함유하는 식품을 과다하게 섭취하는 것이 원인이 중심이 되고 있다. 뿐만 아니라 동물성 단백질 식품 그 자체가 사고의 원인인 것이다. 또 정백식품을 과도하게 섭취하는 것도 유력한 원인이 된다. 특히 백설탕은 동맥 중의 인슐린을 빼앗아 동맥 벽에 지방변성을 일으키는 데 현저한 작용을 한다.

　동맥 경화는 온 몸의 동맥에 일어난다. 특히 내장에 분포하고 있는 동맥에 경화가 발생하면 중대한 장애가 나타난다. 예들 들면 심장을 둘러싸고 있는 관상동맥으로는 협심증·심근경색·심부전 등이 일어난다. 신장에 일어나면 위축신이나 만성신염에 걸리기 쉽다. 발의 혈관에 일어나는 경우도 최근에는 매우 많아지고 있다. 이때는 발이 저리거나 이상하게 차게 느껴지고 보행 상태가 이상하게 된다. 또 뇌의 동맥에 경화가 일어나면 뇌연화를 일으킨다. 동맥 경화가 되면 혈압도 높아진다. 혈관의 탄력성이 저하되면 혈압은 높아지게 마련이다. 그리고 고혈압은 동맥 벽의 지속적 긴장을 초래하고 동맥 경화를 조장시키는 상관관계를 갖고 있다. 동맥 경화가 있는데 고혈압에 걸리면 혈관은 파열되기 쉽다. 또한 동맥 경화를 고치려면 동물성 단백질 식품 및 정백식품의 과식을 피하고 혈액의 흐름을 좋게 하기 위해 혈관에 부착되어 있는 콜레스테롤을 씻어 내어 혈관의 탄력성을 소생시키지 않으면 안 된다.

동맥 경화증 예방을 위한 식단

동맥 경화증을 예방하기 위해 리놀산 등의 불포화지방산이 들어 있는 식품 등이 혈관의 경화를 방지한다. 칼슘, 불소를 포함하는 식품은 혈관을 튼튼하게 함과 동시에 혈액 순환도 좋게 하여 동맥 경화를 해소시킨다.

주식으로는 현미밥과 메밀국수도 매우 좋다. 메밀에 포함된 루틴이 모세 혈관을 강화한다. 또한 참기름과 배아유, 해바라기씨 기름 등은 불포화지방산이 혈관에 침착된 콜레스테롤을 제거한다. 과잉된 지방을 분해 처리하는 식품으로는 큰실말·미역·마른 김·다시마 등이 있다. 표고버섯·무더기버섯·송이버섯 등의 버섯류에는 피트스테린이 들어 있어 동맥 경화를 방지한다. 또한 토마토와 피망에는 비타민 C·D가 풍부하여 혈관을 강화한다.

고혈압과 식단 조절

고혈압이란 무엇인가

일반적으로 건강한 성인의 정상적인 최고 혈압은 120~130mmHg다. 이러한 최고 혈압의 수치가 정상 범위를 넘어서게 되면 이를 고혈압이라 한다.

혈압은 여러 가지 조건에 따라 변화한다. 운동과 과도한 스트레스는 혈압을 높이기 쉬우며 대소변을 참기만 해도 혈압의 상승이 나타난다. 쉽게 상승되기 쉬운 혈압은 지속적인 스트레스와 노화 등 혈관에 문제가 발생하여 고혈압으로 이어진다. 최근에는 4~50대 이후 성인들뿐만 아니라 서구식 식습관과 과로와 피로 등으로 불규칙한 신체를 갖게 되며 젊은이들 사이에서도 고혈압이 문제화 되고 있다.

혈압 문제 발생의 근본적인 원인은 동물성 지방 및 단백질 식품의 과다한 섭취에 있다. 동물성 단백질 식품은 대사의 과정에서 갖가지 산류나질 소화합물 등을 발생시키기 때문에 우리들의 몸은 그들 노폐산물을 완전히 내보낼 수 없게 된다. 이는 혈액 속에 남게 되므로 필연적으로 혈액의 점조성은 높아진다. 이러한 이런 점조성이 높은 혈액이 일정한 내경혈관 안을 이동하게 되어 밀어내는 힘의 크기가 큰 상태를 요구한다. 이에 따라 심장의 부담이 그만큼 커지게 마련이다. 또 혈관 벽이 받는 혈압의 힘 즉, 혈압도 더 강해지므로 혈관도 더 쉽게 노화할 수밖에 없다.

혈관 노화 상태에서 강한 압력이 가해지면 이에 따라 파열되기가 쉽다. 일반적으로 고혈압의 치료에는 여러 가지의 혈압 강하제가 쓰인다. 그러나 그것들은 일시적으로 증상을 가볍게 할 뿐이므로 증세와 약제와의 줄다리기 가 될 뿐이다. 더군다나 화학약제는 소화기관을 해치고 혈관을 손상시킨다. 결국 혈액성상을 혼란시켜 혈관의 노화가 빨리 찾아오고 오히려 고혈압증을 불치의 난병으로 만들 가능성을 크게 한다.

식생활을 개선함으로써 혈액의 상태 특히 점조성을 정상화시키고 심장·혈관에 끼치는 쓸데없는 부담을 제거하는 것만이 고혈압증의 근본 요법이다. 그러려면 백미 및 육식을 중지하고 현미와 채식을 해야 한다.

고혈압 예방을 위한 식단

고혈압 예방을 위해서는 비타민 B류가 많이 들어 있는 식품은 대사 기능을 높이고 노폐산물의 배설을 촉진하고, 혈액의 산독화를 방지하는 것이 좋다. 비타민 E, 칼슘이 많이 들어 있는 식품은 혈액의 점조도를 낮게 하고 혈액 순환을 좋게 한다. 비타민 C · E · P가 많이 들어 있는 식품은 혈관을 강화한다.

주식으로는 현미밥을 선택하고 간헐적으로 메밀국수를 먹을 수도 있다. 미역과 다시마, 녹미채 등의 해조류에는 요오드가 많이 들어 있어 피 속의 콜레스테롤을 저하시키므로 골고루 먹는 것이 좋다. 또한 표고, 무더기버섯 등 버섯류에는 피트스테린이 들어 있어 지나친 콜레스테롤을 분해시키므로 섭취를 권장한다. 칼슘과 비타민 A, C가 들어 있어 혈액의 상태를 조절해 주는 호박과 당근 및 간장 기능에 좋은 된장, 각종의 비타민과 미네랄 섭취에 좋은 부추와 소엽 등을 권장한다.

뇌일혈 예방을 위한 식단 조절

뇌일혈과 사망 선고

현대에 이르러 뇌일혈의 사망률이 매우 높아지고 있다. 뇌일혈은 흔히 중풍이라고 일컫으며 반신불수나 언어 장애로 부자연스런 생활을 하게 되는 등 매우 위험한 질환이다.

뇌일혈은 뇌의 혈관 장애로 뇌경색 · 뇌출혈 · 지망막하 출혈 등이 있다. 어느 것이나 뇌의 혈관이 장애를 받기 때문에 의식이 침해되거나 지각 장애를 일으킨다. 뇌의 혈관 장애는 뇌의 혈관이 젊음을 잃고 늘어져 터지거나 혈관이 막혀 영양이나 산소가 고루 순환되지 않기 때문에 일어난다.

뇌일혈의 직접적인 영향을 미치는 뇌혈관의 노화는 고혈압이나 당뇨병 등으로 동맥이 경화되기 쉬운 상태일 때 일어난다. 몸이 동맥 경화를 일으키기 쉬운 상태가 되면 심장이나 신장과 함께 뇌에도 동맥경화가 일어나기 쉽다. 또한 혈액의 점조성이 높아지고 순환이 나빠지게 되어 혈관이 막힐 수 있다.

건강한 사람은 위장이나 간장이 튼튼하여 소화 기능, 해독 기능이 왕성하다. 우리가 일반적으로 스태미나 음식이라고 믿고 있는 육식 섭취를 계속하다 보면 혈액의 산독화와 혈압의 상승을 발생시키며 혈전과 혈관이 터지는 문제가 발생할 수 있다. 이처럼 뇌일혈은 서서히 진행되는 병이다. 물론 뇌 발작은 갑자기 일어나지만 우리가 평소에 행하는 식단 조절의 실패와 과잉된 음식 섭취가 결국 뇌일혈로 이어지는 것이다. 평소 유해 식품을 피하고 현미와 채식으로 전환하여 뇌에 깨끗한 혈액을 끊임없이 보급하여 뇌동맥을 젊게 하고 탄력성을 높이는 것이 필요하다.

뇌일혈의 하나로 뇌출혈은 뇌실질 중의 동맥이 경화된 곳에 높은 혈압이 생겨 혈관이 찢어져 출혈하고 그 부분에서 앞쪽의 피의 흐름이 막혀 뇌조직이 파괴된다. 특히 지망막하 출혈은 뇌실질을 싸고 있는 지망막과 그 아래 유막 사이에서 출혈한다. 극심한 두통과 구토가 일어날 수 있다. 반면 뇌경색은 뇌의 혈관이 막히기 때문에 앞쪽의 피의 흐름이 정지되어 뇌가 변질 연화된다.

뇌의 동맥이 굳어진 부위에 혈전이 생기는 뇌혈전과, 뇌 이외에서 이상이 생겨 그곳에서 조직편이나 혈전이 흘러 뇌의 혈관이 막히는 뇌경색이 있다. 이전에는 뇌일혈이라 하면 뇌출혈이 압도적이었으나 최근에는 뇌경색이 늘어나 양자는 반반쯤의 비율이 되어 있다. 증상으로 따끔한 두통이나 현기증이 일고 그것이 발전하여 지각 마비가 일어나게 되면 우선 뇌일혈의 예고라고 생각해도 좋다. 이 시기에 급히 식생활을 전면 개선하면 발작도 방지되고 아무 장애도 남기지 않고 치유될 수 있다.

뇌일혈 예방을 위한 식단

요오드, 칼슘이 많이 들어 있는 식품은 혈액을 정화하고 뇌의 혈액 순환을 좋게 한다. 비타민 C · D · 리놀산이 많이 들어 있는 식품은 뇌혈관의 경화를 방지한다. 또한 발작이 일어나 쓰러지면 빠른 시간 내에 감즙을 복용시킨다. 감즙과 강판에 간 무즙을 각기 300cc씩 섞어 하루 세 번 나누어 마신다. 1주일 계속하고 다음 1주일은 쉬며 단속적으로 실행하는 것이 좋다. 주식은 현미밥과 가끔식 메밀반죽, 메밀국수도 좋다. 또한 깨소금을 듬뿍 쳐서 먹는 것이 효과적이다.

부식으로는 변비와 뇌일혈에 탁효가 있는 무즙과 피의 순환을 좋게 하는 우엉, 당질 대사를 왕성하게 하여 혈액을 정상화시키는 호박 등이 있다. 특히 표고버섯, 무더기버섯 등 버섯류는 엘고스테론이 들어 있어, 콜레스테롤을 저하시키고 혈관의 노화를 방지한다. 녹미채 · 미역 · 큰신말 등의 해조류의 섭취는 요오드 및 칼슘이 풍부하여 혈액을 맑게 하고 뇌일혈을 방지한다.

빈혈 예방을 위한 식단 조절

빈혈이란

빈혈증은 일반적으로 젊은 여성에게 발병률에 높다. 빈혈이란 혈액 중의 적혈구가 적게 되어 결국 피가 묽게 되어 생기는 병이다. 혈액의 적혈구 속에는 헤모글로빈이란 색소가 있다. 우리의 체세포는 산소가 모자라면 만족스럽게 활동할 수 없기 때문에 혈색소가 산소를 전신의 세포에 고루 공급해 주는 것이다. 빈혈이 되면 이 헤모글로빈이 부족하므로 산소를 충분히 보낼 수 없고 노폐물도 쌓이게 되어 영양보급은 불완전하게 되고 몸은 점차 쇠약하게 된다.

증상으로는 추위나 더위를 남보다 더 타고, 두통·짜증·견비통·동계·권태감에 시달리거나 늘 위장이 개운하지 못하다. 물론 이것만으로는 끝나지 않는다. 빈혈이 있는 사람은 월경 불순이나 월경곤란을 호소하는 이가 많다. 이것은 묽어진 피 때문에 난소나 자궁의 발육이 정체하여 난포호르몬이나 황체호르몬의 분비가 균형을 이루지 못함과 동시에 부신피질에서 분비하는 성호르몬도 이상이 생기기 때문이다. 이런 상태에서는 정상적인 수태도 되지 않는다. 설령 임신이 되었다 해도 태반에 보내어지는 혈액도 묽기 때문에 태아도 제대로 발육할 수 없다. 이런 이유로 빈혈증은 불임증이나 유산, 조산을 초래하기 쉽다. 또한 묽은 피를 완전히 회전시켜 온몸에 산소를 보내야 하기 때문에 심장의 부담은 더욱 커지게 된다. 빈혈이 되면 심장이 두근두근하는 것은 이 때문이다. 이것을 그대로 놓아 두면 나중에는 심장 장애로 발전할 수 있어 이를 예방하는 것이 중요하다.

빈혈의 가장 큰 원인은 정백식품을 지나치게 섭취하는 데 있다. 또한 육식을 지나치게 섭취하는 것과도 큰 관계가 있다. 옛날에는 빈혈이라 하면 영양 부족이 원인이 되어 일어난 것이다. 그런데 지금은 같은 빈혈이라 해도 전혀 성질이 다르다. 현재 늘고 있는 빈혈은 영양 과잉으로 단백질은 넘치지만 적혈구는 못 만들어 빈혈 상태가 되는 것이다. 이런 현상이 일어나는 것은 위장의 작용은 완전하지 않은데다가 적혈구를 만드는 성분이 부족하기 때문이다. 특히 젊은 여성에 빈혈이 많은 것은 배아 성분이나 야채가 부족, 위장에 너무 큰 부담을 주는 고기 및 백설탕의 과다한 섭취가 원인이 된다.

이와 같은 식생활을 계속하면 변비에 걸리기 쉽고, 노폐물로 가득한 혈액이 조직에 정체하게 된다. 이것이 또 혈액의 정상적인 활동을 방해하고 빈혈증을 한층 악화시키는 조건이 된다. 식사의 질을 전면적으로 개선하는 것이 유일한 치료법이다.

빈혈증 예방을 위한 식단

각종 미네랄과 비타민이 풍부하게 들어 있는 식품을 섭취하고, 적혈구의 생성을 촉진하는 것이 중요하다. 특히 비타민 E·K·엽산 및 철이 많이 들어 있는 식품은 소화, 조혈 기능을 촉진하여 피를 많이 증가시키는 데 도움이 된다. 칼리움, 망간이 많이 들어 있는 식품은 심장을 강화시켜 빈혈증 방지에 유효하다.

주식은 현미밥을 선택하고 메밀국수나 현미떡 또한 좋다. 체력을 증진시키고 몸을 덥게 하기 위해 당근, 연뿌리 등의 근채류를 섭취하고 녹미채·다시마·미역 등의 해조류를 통해 피 속의 노폐물의 배설을 촉진하고, 적혈구를 생성시킨다. 뱅어, 어린 정어리 등의 작은 고기, 바지락 등의 조개류 등은 조혈 효과가 현저하다. 다음 된장 및 셀러리·파슬리·잣·호두·부추·파 등을 골고루 섭취하도록 한다.

심장병 예방을 위한 식단 조절

심장병이란

　온 몸에 혈액 공급을 하는 심장은 펌프의 역할을 한다고 할 수 있다. 혈액에 의하여 조직에 필요한 영양성분이나 산소가 공급되기 때문에 온 몸의 조직의 활동이 순조롭게 행해지고 있는지의 여부는 심장의 기능의 상태와 밀접한 관계가 있다. 심장은 잠시도 쉬지 않고 일하고 있지만 혈액 상태나 혈관 기능에 이상이 있을 경우 무리한 상태로 운동을 하게 된다. 이런 상태가 오래 계속되면 심장은 과로하게 되어 문제가 발생할 수 있다.

　특히 신체의 모든 부분으로 동맥에 경화가 일어나기 쉬운 상태가 되면 관상동맥이 쉽게 경화된다. 동맥의 벽은 두껍게 되고 내강은 좁아져서 심근으로 공급되는 혈액이 부족하게 되는 것이다. 비교적 가벼운 증상으로 협심증 및 동맥의 내강이 거의 막혀 버릴 만큼 진행한 심근경색이이 나타난다.

　관상동맥에 경화나 협착이 생기면 혈행이 나빠지고, 심근은 산소 결핍이 된다. 이것을 방치하면 심근은 빈사 상태에 빠진다. 심장병을 고치려면 산소 결합력이 강한 굳센 양질의 적혈구를 만들어, 심장자체를 강화시킴과 함께 온 몸의 혈관을 젊게 해야 한다. 이를 위해서는 동물성 단백질 식품 및 정제염·백미·백설탕을 피하고 현미, 채식으로 미네랄이나 비타민, 효소 등의 미량 유효 성분을 충분히 보급해야 한다. 심장병은 고혈압증 및 비만·동맥 경화증·당뇨병에 걸린 사람에게 많이 나타나지만 현미 및 채식을 하면 소화 기능이 건전하게 된다.

심장병 예방을 위한 식단

 심장의 질환을 예방하기 위해서는 요오드 및 철이 많이 들어 있는 식품을 섭취하는 것이 좋다. 이는 심장 질환에 따르는 압박감이나 동계, 호흡 곤란 등의 장애를 제거한다. 특히 카리움, 나트륨이 많이 들어 있는 식품은 심장을 튼튼하게 하고 기능을 안정시킨다.
 주식은 현미밥을 선택하며 부식으로 백합 뿌리 및 연뿌리를 먹도록 한다. 이는 상식하면 심장병 전반에 탁효가 있고, 심장 기능의 강화와 혈압 조정 작용에 큰 영향을 미친다. 아밀라제 등의 효소가 다량 포함되어 있는 참마는 무친, 알기닌 등의 특수 성분이 있으므로 우수한 강장 효과가 있다. 또한 비타민의 섭취를 위해 샐러드채 · 파슬리 · 호두 섭취 및 표고버섯과 송이버섯 · 무더기버섯 등의 버섯류 · 다시마 · 미역 · 녹미채 등의 해조류를 통해 혈액의 상태를 정상화시키고, 심장의 기능을 강화한다.

3 알레르기성 질환의 치료

알레르기의 질환과 원인

　인간의 신체는 내부로 세균이 침입할 경우 항체를 만들어 내며 이에 대한 반응을 하게 된다. 그러나 같은 세균이 이후 다시 침입 했을 때 심하게 반응 하는 현상을 알레르기 반응이라고 한다.
　알레르기 반응이 일어나면 체세포에서 히스타민이나 세로토니, 프라디키닌 등의 알레르기 독이 만들어진다. 이 알레르기 독은 혈액 중에 흘러들어, 말초 혈관을 확장시키거나 혈장을 조직에 스며들게 하여 종창을 일으키게 하거나 심한 가려움증을 일으켜 여러 가지 장애를 발생시킨다.
　일반적으로는 알레르기를 일으키는 이물인 알레르겐을 찾아내어 이를 피하게 하거나 적응할 수 있도록 하는 요법을 사용한다. 이와 같이 알레르겐 자체를 병의 근원으로 절대시해서는 알레르기는 근치할 수 없다.
　알레르기 반응을 일으키기 쉬운 것은 위장이 약하고 신경과민인 체질이라 볼 수 있다. 허약 체질이라 불리는 체질로 항상 염증이 일어나기 쉽고, 염증이 일어난 곳에서는 분비물이 스며나오기 쉬우며, 습진 상태가 잘 된다. 알레르기성 질환을 몸의 부위별로 보면 다음과 같다.

> 첫째, 호흡기관에 나타나는 질환으로 천식·기관지염·비염 등이 있다.
> 둘째, 피부에 일어나는 질환으로 두드러기·가려움증·동상·자반병 등이 있다.
> 셋째, 소화기관에 나타나는 질환으로 구내염·위염·위궤양 등이 있다.

이 밖에 신경계·감각기·비뇨기·순환기·교원병 등도 알레르기에 의해 일어나고 있다. 또한 현재까지 원인을 찾을 수 없는 기타 질병 또한 알레르기와 관계가 상당수가 있을 것으로 생각된다.

알레르기 체질을 만드는 가장 큰 원인은 동물성 단백질 식품을 지나치게 섭취하는 것이다. 입을 통해서 받아들인 음식을 재료로 하여 각각 몸에 특유한 체세포를 만들어 내고 있는데, 그 재료가 되는 음식에 따라 체세포의 질도 당연히 다르게 된다. 식물성 기름에 의해 만들어진 체세포는 강한 바이탈리티를 갖고 몸 밖에서 침입하는 이물에 대해서도 무턱대고 반발하지 않고, 그것을 동화하거나 해독하고 중화시킨다. 그러나 그것과는 정반대로 동물성 단백질 식품으로 만들어진 체세포는 자연의 적응 능력이나 동화 기능이 극도로 낮아진다.

인간은 곡채식성 동물로서 동물성 단백질 식품을 충분히 처리할 수 있는 소화 기능을 갖고 있다. 동물성 단백질 식품을 상식하게 되면 몸은 밖에서 들어오는 물질에 대하여 여러 형태로 저항을 나타내게 된다. 그 하나로 나타난 것이 알레르기 반응인 것이다. 또한 알레르기성 질환의 발병에는 정신 작용도 크게 영향을 미치기 때문에 정신의 안정화를 꾀하는 것도 중요하다. 그러나 마음이 매우 동요하기 쉬운 것도 알레르기성 질환 환자의 특징이다. 현미와 채식으로 식생활을 바꾸어 신경계가 튼튼하게 하고 스트레스를 잘 해소할 수 있도록 연구하는 것이 과제라 할 수 있다.

천식과 자연치유력

최근에는 대기 오염 물질에 의하여 기관지 점막이 끊임없이 자극되어 과민 상태가 되기 때문에, 알레르기를 일으키기 쉬운 체질의 사람은 매우 천식을 일으키기 쉽다. 천식은 어린이보다 어른에 많던 질병이었으나 최근에는 어린이 환자가 격증하고 있다.

알레르기 독이 기관지의 근육을 자극하고 잡아당기면 심하게 콜록거리거나 호흡 곤란을 일으키게 된다. 갑자기 발작적으로 기침이 나오고 호흡이 괴로우며 가슴이 죄어지는 듯 고통을 느낀다. 가래가 목구멍 깊숙이 걸려 세 또는 휴 같은 소리가 나고 심하게 되면 폐의 탄력성이 없어져 폐의 조직이 파괴되기 쉽게 된다. 이는 결국 폐의 순환 장애로 이어지고 심장이 비대해지고 약해지게 된다.

과거에는 천식으로 죽는 일은 없었지만 오히려 최근에는 죽는 케이스가 많아지고 있다. 부자연스런 치료법으로 체력이 저하되고 자연치유력을 약화시키기 때문이다. 어린이들에게는 체력을 강화시키기 위해 건포마찰이나 야외 운동, 얇은 옷을 입혀 적극적으로 단련하는 것이 장려되고 있다. 무엇보다 중요한 것은 이를 식생활의 개선을 통해 건강체를 만드는 것에 큰 효과를 얻을 수 있다는 것이다. 알레르기에 의한 천식을 근치시키려면 동물성 단백질 식품, 정백식품의 섭취를 중지하고 우유와 백설탕을 피한다.

기관지염과 폐질환

　기관지염이란 관지 내부의 점막에 염증이 생기기 때문에 탄력성, 저항성이 없어지게 되어 여러 가지 장애를 일으키게 되는 질병이다. 기관지의 탄력성이 약해지면 기관지가 확장되어 기관지 확장증이 되기 쉽다. 그리고 담이 끓기 쉽다. 또한 병변이 폐포에 미치게 되면 폐렴이나, 폐기종을 일으키기 쉽다. 폐기종이 되면 폐는 확장된 채로 수축하기 어렵게 되는데 이는 심장 기능에 장애를 받게 된다.
　열이 있거나 목 속이 따끔따끔한 증세도 있지만 주요 증세는 기침과 가래다. 그러나 그 상태는 사람에 따라 달라 헛기침이 많고 가래는 얼마 나오지 않는 경우가 있는가 하면 고름과 같은 가래나 점액과 같은 가래가 많이 나오는 경우가 있다. 가래가 나오는 것은 동물성 단백질 식품을 과식하고 있기 때문이다. 동물성 단백질이나 지방이 대사되어 생긴 노폐물이 배출된 것이다. 기침은 혈액이 산독화하기 때문에 일어나는 증세다. 혈액이 산독화하면 목의 점막은 과민하게 되기 쉽고 기침이 나온다. 이와 함께 자율신경의 균형도 깨지기 쉽고 기침이 나오게 된다.
　위에서 살펴보는 것처럼 기관지염은 몸이 무력하게 되어 노폐물의 배출이 순조롭게 이루어지지 못할 때 그 노폐물이 더 약체화되어 있는 기관지 점막에 장애를 일으키는 질병이라고 말할 수 있다.

따라서 알레르기성 기관지염을 근치하기 위해서는 지나친 노폐물을 생기게 하여 혈액을 산독화시키는 동물성 단백질 식품·백미·백설탕의 섭취를 금지하고 현미와 채식으로 혈액을 정화하면서 체력을 강화시켜나가는 것이 불가결한 요소다. 그러므로 일반적으로 행해지는 거담제의 복용이나 기관지 확장부의 절제 등 수술 요법으로 병을 근치시켜 건강한 몸이 되기란 어렵다. 기관지나 폐등 몸의 일부뿐만 아니라 체질이 기본적으로 약하게 된 것의 일부가 나타난 것에 불과하므로 식생활을 전면적으로 개선하여 체질 그 자체를 강화시켜 나가지 않으면 안 되는 것이다.

천식과 기관지염 식단은 다음과 같은 성분을 통하여 식단 조절을 한다. 철, 나트륨이 많이 들어 있는 식품은 체질을 개선하여 천식을 고친다. 요오드·망간·비타민 B·C·K류를 많이 가지고 있는 식품은 호흡 활동을 정상화시킨다.

비염과 기분 좋은 식단

비염이란 재채기·콧물·코막힘 등이 주요 증세의 질병을 말한다. 평소 이러한 증상은 감기로 치부되어 신경을 쓰지 않지만 알레르기성, 만성비염에서는 그 증세가 몇 달, 몇 년을 넘어 심한 고통을 느끼게 된다.

병이 진행하면 코의 점막이 붓고 점액성, 농성 액체를 분비하며 목도 붓고 호흡에 곤란을 느끼게 된다. 수면에도 지장이 있게 되면 머리는 납으로 채운 듯 무겁게 느껴지고 짜증이 나며 공연히 화가 나는데, 사고력, 판단력이 저하되는 등 정신 작용의 장애도 나타나게 된다. 비염은 알레르기 질환 중에도 가장 일어나기 쉬운 점에서 중요한 병이다. 곧 비염에 걸린 그 자체로 환경에 대한 순응성이 저하된 것을 알 수 있다.

비염의 치료를 위해서는 낙천적인 기분을 가짐과 동시에 백설탕·백미·육식을 중지하고 현미, 채식을 하기만 해도 반드시 낫는다. 특히 콧물이나 코막힘, 재채기가 있는 것은 몸 안에 여분의 수분이 정체하고 있는 증거이므로 수분을 되도록 적게 취하고 몸을 덥게 하는 것도 중요하다.

비염의 식단은 비타민 A·칼슘·철이 많이 들어 있는 식품은 점막을 튼튼하게 한다. 요오드가 많이 들어 있는 식품은 신진 대사를 왕성하게 하고 질이 좋은 체세포를 만들고, 알레르기 반응을 방지한다. 특히 콧물을 방지하는 효과가 크다.

 암을 고치는 자연치유 식단

암의 원인과 발생

암은 현대인이 가장 많이 관심을 갖고 있는 병으로 암의 참원인이 무엇인가를 바로 이해해 두면 이에 대한 것도 판단을 내릴 수 있다.

암은 한마디로 피의 오염이다. 암이라 하면, 일반적으로 국소에 생긴 암세포의 암종을 가리킨다. 그러나 질병으로써의 암을 생각할 때는 암종을 만들어 내는 배경을 문제 삼아야 하며 사실은 이를 암이라 불러야 한다. 그러므로 암은 전신병이고, 혈액의 질환이다. 암의 본체는 피의 혼탁인 것이다.

피의 혼탁은 장 안의 바이러스나 독소, 거기에 박테리아의 이상 발효를 일으키기 쉽고, 또 독소나 바이러스를 만들기 쉬운 육류의 과잉 섭취, 백미, 백설탕의 과식에 의한 장내 유산균의 결핍도 피를 혼탁케 하는 조건의 하나다.

피가 탁해지면, 몸 조직의 어느 부위에서는 산소의 수요, 공급의 균형이 깨진다. 저항력이 약해진 그 부위에 혈액 중의 박테리아나 독소가 집중 공격을 가한다. 그에 대하여, 조직은 필사의 저항을 시도한다. 이 공방전의 결과로 암종이 출현하는 것이다.

암종 그 자체는 결코 생명의 적은 아니다. 오히려 암종은 안전판이 될 수 있다. 암의 본체인 피의 탁함을 해소하는 치료법을 실행하면 회복의 가능성은 충분히 있는 것이다.

암에 관한 잘못된 치료 상식

현대 의학은 크나큰 발전을 해 왔지만 아직까지 근본적인 암의 완치는 이루지 못하고 있다. 재발의 위험이 도사리고 있는 암, 이러한 암의 완치하지 못하는 결정적 이유는 무엇일까. 일반적으로 현대 의학이 암 치료법으로 선택하고 있는 것은 수술 요법, 화학 요법, 방사선 요법의 세 종류다.

먼저 수술 요법은 나쁜 곳을 절제하는 것이 요점이지만 암은 전신병이므로 그것만으로 결코 낫지 않는다. 그뿐 아니라 메스를 댐으로써 몸의 저항력을 저하시켜 오히려 고치기 어렵게 만들기도 한다. 또한 화학 요법은 암세포뿐만 아니라 다른 장기조직에도 큰 타격을 준다. 설령 암세포의 증식은 저지되더라도 자연치유력도 감퇴하고 몸이 곯는 것이다. 방사선 요법은 방사선 자체가 유력한 발암 인자이므로 유효할 리가 없다. 암 조직을 파괴할 수는 있지만 동시에 방사선을 쐬게 되는 피부나 주위의 조직에 새로 암이 발생할 위험은 배제할 수 없다.

몸의 어느 부위에 암종이 발생하더라도 혈액을 깨끗하게 하는 것이 근본 요법이 된다. 혈액이 탁해지는 것을 없애려면 암종을 출현시키는 배경 곧 암의 본체를 소멸시켜야 한다. 따라서 혈액을 탁하게 하는 백미, 육식을 중지하는 것이 암 치료의 절대조건이 된다.

백미, 육식은 장내 세균의 생태를 혼란시킬 뿐 아니라 항암성이 있는 프리프신의 분비를 약화시키거나, 활성을 현저하게 저하시켜 발암 및 암 증식을 조장하는 사실도 점점 밝혀지고 있다. 따라서 우선 현미, 채식으로 식생활을 전환시키는 것이 시급하다.

현미, 채식은 장내에 건전한 미생물을 번식시키고 백미와 육식으로 탁해진 혈액도 속히 정화시켜 준다. 또 혈액을 탁하게 하여 발암을 촉진하는 중대한 인자로써 식품 첨가물·농약·중성세제·각종 약제 등의 화학 물질의 체내 침입을 최소한으로 억누를 수 있다.

암의 종류와 식단 조절

인간 신체 주요 기관에 나타나는 암종의 증식 상태와 주요한 증세는 다음과 같다.

위암

위암은 소화기 암 중에서 압도적으로 많다. 위는 안쪽에서 점막층·점막하층·근층·장막층으로 되어 있으며 암세포에 의한 침윤이 근층까지 이른 것을 암이라 한다. 일반적으로 점막층 또는 점막하층까지 침해된 시기에 발견되는 것을 조기 발견이라고 하는데 이는 암이 아니다. 자각 증세로써는 언제나 위가 무겁고, 가득 찬 느낌이 나타난다. 또한 명치 아픔·트림·구역질이 나는 등 여러 위장 증세가 나타난다. 위에 암종이 생기면 이어 간장에도 생기기 쉽다. 또한 장막층이 침해되면 위주머니와 인접된 췌장에도 생기기 쉽게 된다.

간장암

식도에 생긴 암은 진행이 매우 빠르다. 음식을 섭취했을 때 가슴 가까이에 찢어 당기는 느낌이 나거나 속이 쓰려지거나 한다. 또 언제나 가슴 가까이에 무엇인가 막혀 있는 느낌이 들거나 견갑 사이가 무언지 무겁고 기분이 찌뿌드드한 증세가 나타나기 쉽다.

직장암

직장암은 치질과 혼동되기 쉽다. 직장암 발병시 나타날 수 있는 현상은 항문에서 출혈이 있거나 변의 심한 악취, 변 자체에 점액이나 피가 묻어 나오는 등의 증세를 볼 수 있다.

폐암

세계적인 증가 추세를 보이고 있는 폐암은 위암, 간장암에 이어 많은 비율을 차지하고 있다. 초기 증상은 밭은기침이 잇달아 나오고 혈담이 나오거나 한다. 발열, 가슴앓이·변성·숨가쁨·오십견 등의 증세가 함께 나타나기 쉽다. 단 아무 증세 없이 발병하고 진행하는 일도 적지 않으므로 방심할 수 없다.

후두암

후두암은 대개 성대 쪽에 암종이 생긴다. 초기에는 쉰 목소리가 자각 증세로 나타난다. 목 근체에 불쾌감, 이물감을 느끼고 음식을 삼키기 어렵게 되거나 마실 때 목이 아프다. 숨 쉴 때 목에서 쉿소리가 나고 기침, 가래 등이 나오기도 한다. 후두암의 말기에는 목소리를 낼 수 없거나 기도가 압박되어 호흡 곤란이 된다.

피부암

피부에 만성적인 자극을 주는 강한 약제를 되풀이하여 바르거나, 습진 또는 무좀에 방사선을 쬐거나 저항성이 약해진 피부에 강한 자외선을 받으면 일어나기 쉽다. 또한 병변이나 이상이 어느 시기에 암 종양으로 변하는 수가 많다. 예를 들면 심한 화상으로 망가진 자리·만성습진·피부결핵·사마귀·티눈·멍·기미 등이 어느 시기에 급히 커지거나 경화하거나 출혈하는 등의 변화를 보이고 얼굴, 손발에 생기기 쉽다.

유방암

유방암은 유방에 돌과 같이 딱딱한 응어리가 생긴다. 이는 생리나 유선염의 때와 달리 고통 없이 오래 사라지지 않는다. 체중 감소, 식욕 부진, 피로하기 쉬운 증세를 수반하기 쉽다. 또 혈액과 같은 분비물이 젖꼭지에서 나오는 수도 있다. 옆구리 밑이나 쇄골부의 임파선이 붓는다, 병변이 어깨나 등을 침해하면, 극심한 고통이 생긴다. 심하게 되면 응어리는 크게 되고 유방의 피부를 뚫고 표면이 궤양이 되고 피나 고름이 나오게 된다.

자궁암

자궁암의 초기에는 거의 자각 증세가 없다. 그러나 암이 어느 정도 진행되면 생리 기간 외에 출혈이 있거나 빛이 짙고 악취가 나는 액체가 흐른다. 복통·요통·월경이상도 일어나기 쉽다. 암세포가 골반 벽에 이르러 골반의 신경을 압박하면 극심한 고통이 일어난다.

암을 이기는 자연식 건강법

첫째, 현미와 채식을 하고 충분히 씹어 먹는다.
둘째, 삼백식품과 동물성 단백질 식품은 엄금한다.
셋째, 건강식품을 활용한다.
넷째, 약초 성분을 섭취한다.

결국 현미와 채식의 원칙에 따라 충실히 식생활을 행하면, 암도 서서히 확실히 고쳐질 수 있다. 또 바른 식사법 외에 정신의 안정 및 발암 원인을 피하는 방법을 행한다면, 혈액의 정화가 촉진되어 암의 치유는 한층 빨라진다. 농약, 식품 첨가물·합성세제·화학약품을 비롯하여 우리 주위에는 다종다양한 화학 물질이 있다. 그들은 어느 것이나 생체 안의 효소활성을 저해하는 발암 인자다. 따라서 이들이 체내에 침입되지 않도록, 더 자연스러운 것을 이용하도록 노력할 필요가 있다.

정신을 안정시키려면 자연식에 대해서 공부하는 것이 가장 효과적이다. 살아가는 데 무엇이 가장 필요한가, 이제 곧 하지 않으면 안 될 일이 무엇인가 등 여러 가지 의문이 빙해되어 가기 때문에 마음은 자연히 침착을 회복하게 된다. 또 대자연에 친하고, 태양과 녹색이 가득한 생활을 하는 것도, 정신의 안정에 불가결한 조건이다.

암의 식단 조절에 가장 중요한 점은 각종 효소·미네랄·총합적인 비타민 등을 효율적으로 보급한다. 또한 위장 및 신경, 내분비 기능을 정상화시킴으로써 암 체질을 개선할 수 있다. 특히 요오드·칼슘·리놀산·비타민 K 등이 풍부하게 들어 있는 식품은 신진 대사를 왕성하게 하고 혈액을 깨끗하게 한다.

정신 건강과 음식의 영향

최근 현대에는 정신 장애자에 의한 자살이나 범죄가 신문이나 주간지의 지면에 끊임없이 보도되고 있다. 그러나 이는 빙산의 일각에 불과하다. 원래 우리나라에는 별로 없었던 정신박약, 정신분열증·조울병 등 정신병자는 계속 증가일로에 있다. 그리고 조건만 갖추면 언제든지 정신병으로 이행할 수 있는 정신병 예비군도 또한 늘어가고 있다. 예를 들면, 성격 이상이라든가 정서 장애, 노이로제 등이 그것이다.

현대에 이르러 정신적인 고통을 호소하는 이유는 무엇일까. 현대 생활은 그 자체가 이와 같은 정신 장애를 일으키는 요인이 되고 있다. 다양화와 스피드화에 흔들리고 있는 사회는 어느 한때 인간의 정신에 안식의 틈을 주지 않는다. 도로에는 자동차의 물결이 끊임없이 움직이고 언제나 어디선가 사고가 일어나 1년에 수천 명의 사람이 죽어 간다. 또한 생명의 안전에 확신을 갖지 못하는 상황은 사람들을 늘 불안에 떨게 한다.

현대 사회에서 인간은 주체라기보다 하나의 소모적인 객체로 물화되고 있다. 이런 속에서는 남의 생명도 자기 생명도 경시하게 된다. 현재 우리는 매우 편리한 전화 생활을 누리고 있지만 그들 전기기구 중에 참으로 인간의 행복에 꼭 필요한 것인지 충분히 검토한 뒤에 만들어진 것은 그다지 많지 않다.

모든 것은 그저 팔릴까? 벌 수 있을까? 라는 것에 기초를 둔 소비 문화를 지향한다. 이런 생활조건 속에서 건전한 정신을 지니기는 쉬운 일이 아니다. 그러나 절대성을 갖는 것은 인체의 생리다. 곧 정신병이 걸렸다 하면 거기에는 그 사람 속에 이상을 일으킬 바탕이 있을 것이다. 그 바탕이란 체질, 특히 신경계의 약함이다. 그리고 그 원인이 되는 것은 그릇된 식생활 특히 고기와 백미, 백설탕의 과잉 섭취다.

또한 식생활 외로 현재 정신 장애를 증가시키는 원인이 되고 있는 것은 마음의 단련이 부족한 것, 생활 자체가 자연과 소원하게 된 것 등을 들 수 있다. 현대는 민주화의 이름 아래 갖가지 규율이나 계율이 풀렸지만 이것은 인간성의 도야라는 점에서는 마이너스가 되고 있다.

심신의 단련을 받을 기회가 적기 때문에 생물학적으로 과보호 상태가 되어 버렸다. 또 우리들은 자연과 마음의 교류를 도모함으로써 비로소 정신의 평정을 지니도록 창조되어 있다. 그러나 현실의 생활은 그 반대 방향으로 움직이고 있고, 생활의 장은 도시화에 따라 태양이나 녹색과 점점 멀어져 가고 있다. 이런 상황에서 맨 처음 공격을 받는 곳이 신경계일 것이다.

소비 문화와 안전으로부터의 위협, 속도화와 강박증의 시대를 살고 있는 현대인을 돌아보며 다음은 현대인이 가질 수 있는 질병들에 대해 논하고 이를 극복할 수 있는 자연식 건강법을 소개한다.

현대인의 병 노이로제와 치료

노이로제는 한 가지의 사건에 대한 반복적이며 과잉된 반성과 심리 속에서 발생한다. 긍정적인 사고보다 부정적인 사고의 위험성에 노출되어 만족하지 못하고 계속되는 결과 생산에만 중점을 두는 것이다.

나는 이상한 사람 또는 병에 걸린 사람이라는 자각이 있고 이를 고치지 않으면 안 된다는 강한 의욕을 가지고 있어 정신 장애 중에서는 경증이다. 그러나 그만큼 본인의 고뇌는 크고 자포자기 또는 절망적인 기분이 되어 범죄나 자살로 달려가기 쉽다. 증세로 분류하면 다음 세 종류로 나눌 수 있다.

첫째, **강박신경증이다.**

이는 사람 앞에 나오면 긴장해서 말을 제대로 못 하는 대인공포, 암 그 밖에 중대한 병이 아닌가 걱정하는 질병 공포, 체취나 입의 냄새가 심하여 사람들이 싫어하리라고 생각하는 체취 공포 등 정상인은 누구에게나 있는 심리적, 생리적 현상을 이상이라고 생각한다.

둘째, **불안신경증이다.**

예를 들어 심장이 두근두근하여 심장 마비로 죽지 않을까, 잠이 안 오니 뇌세포가 멍해져 죽지 않을까 등의 수많은 고민들의 연속으로 자신을 몰아가게 된다. 보통 어떤 사람이든 사건에 대하여 반응하고 불안을 느낄 수 있다. 그러나 이 현상이 과민한 반응과 계속된 극심한 불안을 느낀다면 불안 신경증을 의심할 수 있다.

셋째, **보통 신경증으로 불면, 두통 등을 호소한다.**

지치기 쉽고, 건망증이 심하고, 목에 무엇이 걸린다. 변비, 어지럼증, 조그만 일에도 몸의 고통을 자꾸 호소한다.

　노이로제는 노이로제에 걸리기 쉬운 소질기질 및 체질이 우선 있고, 거기에 사업의 실패·실연·직장에서의 티격태격·가정불화·기타에 의한 정신적 스트레스가 원인이 되어 일어난다. 정신적 스트레스를 모두 없애기란 불가능하니까 노이로제를 낫게 하려면 소질 그 자체를 고치지 않으면 안 된다.

　일반적으로는 기질이나 체질은 선천적이어서 변경할 수 없는 것으로 생각되지만 결코 그렇지 않다. 체질은 체세포의 기질이고 기질은 체세포의 반응 형식이다. 따라서 체세포의 질은 바꾸면 체질도 기질도 바꿀 수 있다는 이론이 나오는 것이다. 체세포의 질에 결정적 영향을 미치는 것은 혈액이다. 그 혈액의 상태를 결정하는 것은 음식이고 결국 섭취하는 음식에 따라 체질도 기질도 바뀌는 것이다.

　노이로제에 걸리기 쉬운 사람은 신경세포의 작용이 극도로 약해져 있다. 동물성 단백질 식품, 정백식품을 중지하고, 현미, 채식으로 전환하며 장내 세균의 생태를 정상화시키면, 비타민이나 미네랄, 효소 등 신경세포에 필요한 성분이 효율적으로 보급되므로 신경 기능 전반이 견실하게 된다. 신경계가 견실해지면, 정신적 스트레스에도 강하게 되므로 노이로제도 자연히 낫게 된다.

　마음의 병은 심리 요법 또는 정신분석 요법이 아니면 치유할 수 없다고 생각하는 것은 잘못이다. 물론 그것으로 탁효가 있는 것도 사실이지만, 체질 그 자체를 개선하지 않으면 결코 근치할 수 없다. 하물며 정신안정제에 의한 약물 요법은 일시적 효과뿐이고 체질을 악화시켜 병을 더 치료하기 어렵게 만드는 위험성도 크다는 것을 알아야 한다.

노이로제에 관련된 좋은 식단은 다음과 같다. 칼슘·철·나트륨이 많이 들어 있는 식품은 정혈에 의해 자율신경의 실조를 바로잡고 별것 아닌 것을 이것저것 생각하며 한탄하는 성격을 고친다. 비타민 B류가 많이 들어 있는 식품은 신진 대사를 높이고 신경계를 강화한다.

부식으로 소화력과 체력을 높이는 데 좋은 식품으로 참마와 풍부한 효모가 들어 있는 효모를 통해 장내 세균을 번식시키고 혈액의 질을 좋게 한다. 또한 백합뿌리·연뿌리·호박은 체력을 강화하고 신경 기능을 정상화시킨다. 정신을 안정시키는 데 좋은 채소로는 소엽·셀러리·샐러드채·순무잎이 있다.

제4장
질환별 간추린 자연식 요법

간경변증을 위한 자연식 요법

만성간장 장애가 오래되면서 나타나는 병을 말한다. 이것은 간장 기능이 극도로 약화되면서 간장 이외의 각 장기 기능까지 유지할 수 없게 되어 생명까지 위협을 받는다.

간경변증은 만성간염 등으로 인해 간장세포가 파괴되면서 세포가 만들어지는 것을 되풀이하는 동안 섬유조직이 증가해 간장이 굳어진다. 이런 상황이 되면 간장 내의 혈액 순환이 현저하게 떨어져 기능이 저하되고, 중증으로 발전되면 특유의 증세인 복벽의 정맥이 솟아오르고 식도정맥류가 나타난다.

이럴 경우 피곤하고 위가 늘어나고, 배가 부풀어 오르고, 식욕이 없고, 안색까지 좋지 않다.

이 밖에 황달 증세와 살이 빠지기도 한다.

주식

현미밥 현미 8 · 검정콩 1 · 율무 1의 비율을 짓거나, 수수나 율무를 넣은 현미수프도 좋다.

부식

된장 · 토마토 · 콩나물 · 마늘 · 염교 · 양파 · 파 · 큰신말 · 녹미채 · 다시마 · 순무 · 무 · 양배추 · 옥수수

기타 부식

표고버섯 · 송이버섯 · 무더기버섯 · 바지락 · 조개 · 고사리 · 샐러드 · 상추 · 연뿌리 · 백합 · 매실 · 소엽 · 소송채 · 미나리 · 호

박 · 무 · 머위 · 참마 · 부추 · 강낭콩 · 상추 · 캘리플라워

약초차

사철쑥 · 율무 · 구기자 · 별꽃 풀을 달여 차 대신 마신다.

야채주스

샐러드채 · 미나리 · 토마토 · 셀러리잎과 줄기 · 양배추 · 딸기 · 무잎, 뿌리 함께 · 당근 · 상치 · 파슬리 · 크레슨 등에 사과 · 귤 · 완두콩 · 파인애플 · 바나나 · 파파야 · 망고 등을 첨가해서 먹으면 좋다.

감기를 위한 자연식 요법

감기의 의학적 명칭은 급성 바이러스형 비인두염 또는 급성비염으로 코, 목구멍 등 상부 호흡계가 바이러스에 감염되어 발병하는 전염성이 높은 병을 말한다. 감기가 심하면 병원 치료도 중요하지만 몸을 따뜻하게 해 주면서 영양 공급을 해야만 한다.

식이 요법

- 단백질 · 비타민 · 미네랄 등이 풍부한 식품을 섭취한다.
- 감기 증상이 심하면 유동식, 미음식을 먹는다.
- 열이나 설사가 있으면 수분과 미네랄로 보충해야 한다.
- 열이 있을 때는 비타민 B_1 · C 외에 당분을 공급해 주면 좋다.
- 따뜻한 음식을 섭취한다.
- 지방이 많은 음식은 피한다.

- 열이 내려가고 증상이 좋아지면 식욕에 따라 열량식을 한다.
- 비타민 B_1을 많이 섭취한다.
- 녹황색 채소, 과일 감귤류를 먹는다.

고정 섭취 식품

밥 · 빵 · 면 · 유동식 · 미음식 · 우유, 유산균 음료 · 아이스크림 · 주스 · 난황을 녹인 된장국 · 계란 · 수프 · 우동 · 과즙 · 수프 · 스포츠 음료

좋은 식품

- 생마늘을 갈아서 간장에 담가 먹는다.
- 양파, 생강을 익히거나, 수프에 넣어서 먹는다.
- 굴즙에 뜨거운 물을 붓고 꿀이나 설탕을 타서 마신다.
- 표고버섯과 말린 감을 가늘게 채 썰어서 뜨거운 물을 부어 마신다.
- 당질 식품으로는 주스 · 벌꿀 · 잼 · 설탕 · 유산균 음료 등이 있다.
- 어패류 · 콩 · 치즈 · 계란 · 육류

주식

밥 · 빵 · 면 · 고기 · 어패류 · 계란 · 야채 · 감자 · 호박 · 버섯 · 해조류 · 녹황색 채소

부식

우유 · 과자 · 술 · 탄산음료

갑상선 기능 저하증을 위한 자연식 요법

혈액 속에 갑상선호르몬이 부족하여서 생기는 병인데, 몸 속의 물질 대사가 잘 이루어지지 않아 몸이 나른하고 기력이 없어지며 동작이 느슨해지는 증상이 나타난다.

식이 요법
- 비만과 고지혈증을 치료하기 위해서 저에너지, 저지방식을 한다.
- 갑상선호르몬의 재료인 요오드 함유 식품을 많이 먹는다.
- 기초대사율이 떨어지기 때문에 에너지 섭취 조절로 체중을 늘린다.
- 탄수화물을 많이 섭취한다.
- 단백질을 많이 먹는다.

좋은 식품
요오드 함유 식품. 김·미역·다시마·생선·두부·콩류·고기 등이다.

주식
고기·어패류·계란·대두·버섯·야채·녹황색 채소·감자·호박 등이다.

부식
우유

견비통을 위한 자연식 요법

　견비통은 보편적으로 승모근이 굳어져 뻐근한 불쾌감이 나타나는 것을 말한다. 만성견비통은 휴식하는 것으로는 낫지 않는다. 그것은 지속적인 혈액 순환 장애, 조직 영양 장애 등이 원인이 되기 때문이다.
　이럴 경우엔 비타민 B_1이 풍부한 식품을 섭취하면 소화력을 높여 위의 피로를 풀어주고, 견비통을 예방한다. 또한 망간이 많이 함유된 식품은 근육의 결림을 완화시켜 준다. 더구나 칼륨이 많은 식품은 혈액 순환을 촉진시켜 주고 통증을 가라앉힌다.
　내장 질환이 원인이 되었을 때는 그 원인을 치료해야 한다. 내장 장애로 인한 다른 어깨 부위의 통증을 보자. 간장 장애는 오른쪽 어깨가 결리고, 위장 장애는 왼쪽 어깨가 결리고, 왼쪽 폐의 장애는 오른쪽 어깨가 결리고, 심장 장애는 왼쪽 갑골 안 위쪽에 통증이나 결림이 발생한다. 이 밖에 부인과 질환은 목덜미나 후두부가 결린다.

맞춤 처방
- 현미, 채식을 섭취한다.
- 삼백초를 달여 마시면 근육의 결림, 근육섬유의 뻣뻣함과 피로를 풀어준다.
- 운동을 꾸준하게 해 준다.

간염을 위한 자연식 요법

급성간염은 대부분 발병된 지 3~6개월 만에 완치된다. B형간염, 수혈로 감염된 간염은 만성간염, 간경변으로 발전된다. 따라서 간 기능을 회복시키기 위해서는 하루에 필요한 열량을 충분히 섭취하면 된다. 이때 에너지를 과잉 섭취하면 도리어 간의 기능을 저하시킬 우려가 있다.

식이 요법 급성간염

- 발견 초기에는 죽이나 미음을 먹는다.
- 식욕이 나면 영양의 균형을 유지하기 위해 밥을 먹는다.
- 단백질·비타민·미네랄이 많이 함유된 식품을 충분히 섭취한다.
- 초기에는 황달 증세가 심하기 때문에 소화 흡수가 잘되는 탄수화물식품을 먹는다.
- 회복기에는 단백질 섭취를 늘리면서 황달 증상이 소멸됨에 따라 지방 섭취를 한다.

식이 요법 만성간염

- 고단백·고칼로리·고비타민식을 먹는다. 이때 비타민 섭취를 위해 과일이나 야채가 좋다.
- 간장의 에너지원인 탄수화물을 충분히 섭취한다.
- 식욕이 없고, 복통이 있을 때는 소화가 잘 되는 식품을 먹는다.

고정 섭취 식품
- 단백질 식품인 우유·유제품·콩류·두부·간·닭고기·쇠고기·흰살생선·계란 등을 섭취한다.
- 비타민, B_1·B_2·C 함유 식품인 녹황색 채소, 과일 등을 섭취한다.
- 탄수화물 식품인 쌀밥·국수·빵·감자·고구마·면류 등을 섭취한다.
- 마늘은 초기 단계까지 병세의 진전을 막아 병을 개선해 준다.

좋은 식품
요구르트, 지방이 적은 돼지고기·아이스크림·과일 칵테일 등이다.

삼가야 할 식품
가공 육류·베이컨·동물성 기름·소금기가 많은 것·설탕·고추

소량 섭취나 삼가야 할 식품.
버터, 육류의 기름기 있는 부위, 식물성 유지류, 소주와 맥주 소량·겨자·생강 소량

주식
밥·빵·면·육류·어패류·대두·야채·감자·호박 등이며 해조·버섯은 삼가야 한다.

부식

과일·우유·유제품·과자류를 섭취하고 알코올·카페인·탄산음료 등은 삼가야 한다.

고지혈증을 위한 자연식 요법

고지혈증高脂血症은 필요 이상의 지방성분 물질이 혈액에 존재하여 염증을 일으키는 상태를 말한다. 최근에는 이상지질혈증으로도 정의하기도 한다. 다시 말해 혈청 속에 지방질이 많아서 혈청이 뿌옇게 흐려진 상태를 말하는데, 동맥 경화증을 촉진시키는 요인 중의 하나이다.

식이 요법

- 과식을 하거나, 기름기가 많은 음식을 좋아하면 지방 섭취를 줄인다. 이때 동물성 지방을 회피하고, 식물성 지방을 섭취하면 된다.
- 식물섬유는 지방의 흡수를 억제하며, 혈중 콜레스테롤 저하 작용이 있어 섭취해야 한다.
- 식사는 총 에너지가 높으면 고지혈증을 촉진하기 때문에 열량을 2000kcal 이하로 한다. 감량하면 콜레스테롤이 낮아진다.
- 식물성 기름·과일·해조류·대두 등을 섭취한다.
- 지방은 동물성 대신 식물성을 선택한다.
- 규칙적인 식사를 해야 하는데, 아침과 점심을 거르고 저녁에 과식하면 좋지 않다.

– 비타민 B_6 · C · E를 보충해야 한다.

좋은 식품

도라지 · 당근 · 연근 · 푸른 채소류 · 깨 · 미역 · 다시마 · 톳 등의 해조류 · 콩 · 두부 · 육류 · 닭고기 · 생선 · 계란흰자위 · 요구르트 · 탈지분유

삼가야 할 식품

난황 · 소 돼지 간 · 콩팥 · 닭고기 껍질 · 새우 · 오징어 · 굴 · 버터 · 전복 · 연어 · 조개 · 낙지 · 햄 · 베이컨 · 소시지 · 육류 · 유제품 · 야자유 · 팜유 · 과일 · 주스류 · 설탕 함유 식품

주식

해조류 · 버섯 · 대두 · 콩 · 녹황색 채소 섭취, 감자, 호박 등을 섭취

부식

과일 · 우유 · 식물성 기름 · 향신료 · 식초

고혈압을 위한 자연식 요법

정상 상태보다 혈압이 높은 증상을 말하는데, 일반적으로 최고 혈압이 150~160mmHg 이상이거나 최저 혈압이 90~95mmHg 이상인 경우를 이른다. 아침에 일어나면 머리 뒤쪽이 무겁고 개운하지 못하면서 통증이 있고 귀가 멍멍하고 손발이 저리는 현상이

나타난다.

맞춤 처방
- 어린 솔잎을 1cm로 잘라 물 5홉과 설탕 300g을 넣고 20일 정도 양지바른 곳에 둔 다음 발효된 액체를 베로 걸러 낸 송엽주를 장기간 복용하면 된다.
- 재래종 마늘 50g에 참기름 150㎖로 해서 달인 다음 식후 30분쯤에 먹으면 된다.
- 물 2대접에 솔잎 한 줌에 양파 겉껍질을 넣어 달여서 하루에 세 번 식후에 마시면 된다.
- 껍질을 벗긴 마늘과 계란노른자위를 냄비에 넣어 약한 불에서 2시간 정도 끓인다. 이때 주걱으로 잘 저어 주면서 마늘과 노른자위가 엉킬 정도가 되면 다른 그릇에 옮긴다. 이것을 분말로 만들어 매일 한 스푼씩 3회 복용하면 된다.

주식
현미밥현미 8, 검정콩 1, 팥 1의 비율을 짓는다. 또는 메밀국수도 좋다.

부식
미역·다시마·녹미채·표고·무더기버섯·호박·당근·된장·부추·소엽·소송채·토마토

기타 부식
연뿌리·무·미나리·반디나물·파·양파·피망·오이·콩나물·양배추·셀러리·캘리플라워·레몬·머위·양하

약초차

감잎 · 구기자 · 결명자 · 삼백초를 달여 차 대신 마신다.

야채주스

양배추 · 감잎 · 토마토 · 샐러드채 · 당근 · 파셀리 · 그린아스파라거스 · 상치 · 푸른 소엽 · 순무 · 피망 · 다시마 · 레몬 주스 · 사과 주스

골다공증을 위한 자연식 요법

골다공증은 뼈 미세 구조의 질적인 변화로 뼈의 통합성과 강도가 약화되어 척추와 대퇴, 요골 등의 골절 위험도가 증가되는 대사성 질환이다. 원인은 칼슘 부족 외에 위장장해, 운동 부족 등에서 나타난다. 따라서 적당한 운동을 하면 나이가 들어도 골조송증이 나타나지 않는다.

식이 요법

- 칼슘을 충분히 섭취한다.
- 비타민 D가 많이 함유된 식품을 섭취한다.
- 아미노산을 함유한 양질의 단백질을 섭취한다.
- 칼슘이 뼈에 침착되는 것을 예방하기 위해 가벼운 운동을 한다.
- 짜게 먹지 말아야 한다.
- 음식에 식초를 넣어 칼슘 흡수를 높인다.

- 편식하지 않아야 한다.

고정 섭취 식품

작은 생선·콩·해조류·참깨·흑설탕·우유·비타민 D 함유 식품인 버터·계란·난황·간·표고버섯

삼가야할 식품

콜라·스넥류·술

소량 섭취나 삼가야할 식품

인스턴트·가공식품

주식

밥·빵·면·고기·어패류·계란·야채·감자·호박·녹황색 채소·해조류·버섯

부식

우유·유제품·과일·과자·카페인·탄산음료

교원병을 위한 자연식 식이 요법

교원병은 몸의 교원조직 결합조직 에 염증이나 변성이 생기는 질환을 말한다. 뼈는 뼈세포, 간장은 간세포가 모여 만들어진다. 즉 온 몸의 각 조직은 고유세포로 구성되어 있다. 하지만 고유세포만으

로는 조직이 성립되는 것은 아니다. 다시 말해 세포와 세포를 연결하는 접착제의 역할을 하는 교원조직이 있어야 한다. 증상은 몸 안의 근육이나 관절이 경직되거나, 피부가 굳어진다.

주식

현미밥현미 8 · 율무 1 · 검정콩 1의 비율을 지어 먹거나, 현미와 수수로 경단을 만들어 검정깨와 볶은 콩가루를 묻혀 먹어도 효과가 있다.

부식

당근 · 셀러리 · 양파 · 마늘 · 아스파라거스 · 미나리 · 소엽 · 순무잎 · 소송채 등 청채류 · 캘리플라워 · 양배추 · 시금치 · 표고버섯 · 송이버섯 · 무더기버섯 등 버섯류 · 다시마 · 미역 · 녹미채

기타 부식

된장 · 매실 · 연뿌리 · 춘국 · 파 · 소송채 · 시금치 · 지두 · 염교 · 오이 · 무 · 미나리 · 땅두릅 · 참나물 · 머위 · 우엉 · 호박 · 해바라기

약초차

율무 · 결명자 · 질경이를 달여 차 대신 마신다.

야채주스

오이 · 연뿌리 · 당근 · 샐러드채 · 소엽 · 치코리 · 파슬리 · 크레슨 · 사과 등에 매실 농축액 · 효소 · 배아 · 엽록소를 첨가하면 좋다.

기관지염을 위한 자연식 식이 요법

기관지 내부 점막에 염증이 생겨 탄력성과 저항성이 떨어지면서 여러 가지 장애가 나타나는 질병이다. 이에 따라 기관지확장증과 담이 나타난다.

이것이 폐포에 미치면 폐렴이나 폐기종을 일으킨다. 즉 폐기종이 되면 폐가 확장된 채로 수축되지 않는다. 그렇게 되면 폐의 가스 교환은 물론 심장의 기능까지 장애를 받는다.

따라서 기관지염을 치료하기 위해서는 동물성 단백질 식품·백미·백설탕 등의 섭취를 삼가고, 현미나 채식 섭취로 혈액을 정화해 체력을 강화시켜야 한다.

주식

현미밥현미 8 · 검정콩 1 · 팥 1의 비율을 짓는다. 먹기 거북하면 수프로 만들어도 되다 이때 검정깨소금을 듬뿍 쳐서 먹는다.

부식

머위 · 된장 · 부추 · 파 · 양파 · 연뿌리 · 은행 · 다시마 · 녹미채 · 미역

기타 부식

당근 · 셀러리 · 마늘 · 소엽 · 춘국 · 표고버섯 · 송이버섯 · 무더기버섯 · 호박 · 우엉 · 감자 · 오이 · 무 · 시금치 · 샐러드채 · 마 · 벌꿀 · 작은 어류

약초차

구기자 · 결명자 · 쑥 · 질경이를 달여 차 대신 마신다.

야채주스

연뿌리 · 무잎 · 소엽 · 샐러드채 · 파슬리 · 오이 · 당근 · 셀러리 · 상치 · 크레슨 등에 사과 · 파인애플 등의 과일을 첨가하면 마시기 좋다.

구내염(구강염)을 위한 자연식 요법

피로나 입 안의 상처 등으로 발생하기도 하지만 가장 주된 이유는 비타민 B_2가 부족하기 때문이다. 실제 수십 년간 체질적으로 구내염을 앓던 사람이 비타민 B 섭취 이후 발생하지 않았다는 사례가 있다. 또한 구강 안의 염증은 국소를 치료하는 것도 중요하지만 근원을 치료해야 한다. 더구나 구강 안에 궤양이 자주 생기는 아프타성 구내염을 예방하기 위해서는 영양소를 섭취해야 한다.

식이 요법

- 영양이 부족하면 비타민 B_2를 충분히 섭취한다.
- 음식은 자주 소량으로 먹도록 한다.
- 짠 음식, 신맛이 강한 음식, 향신료를 사용한 것 등은 삼가야 한다.
- 지나치게 뜨겁거나 차가운 음식도 피해야 한다.

고정 섭취 식품

비타민 B₂ 함유식품인 고등어·정어리_{말린 것}·꽁치를 비롯해 잉어·고등어·장어의 껍질·계란·우유·두부·바나나·감자

냉증을 위한 자연식 요법

냉증은 배가 허하거나 피의 순환 장애로 발생하기 쉬우며 아랫배가 냉한 증세를 말한다. 손과 발과 허리가 차갑고 허리가 뻐근하며 요통 증세가 있다. 또한 몸의 일부가 차가와 지거나 냉한 느낌을 갖기도 한다. 특히 냉을 느끼기 쉬운 부위는 손발의 끝·어깨·허리 주위·발이다. 그렇지만 냉을 호소하는 부위를 만져도 반드시 차갑지는 않다.

이것은 몸에 열의 발생이 충분치 않아 달아오르지 않았기 때문이다. 우리 몸에서는 음식물을 태워 에너지를 만들어 내고 그것이 혈액·호르몬·신경 순환·조절작용으로 전신으로 사용되고 있다. 따라서 이 에너지 대사에 관계된 기능에 지장이 나타나면 냉증이 발생한다.

갑상선은 물질 대사를 왕성히 하여 체온을 높이는 작용을 하는 내분비선이다. 갑상선의 기능에 장애가 생기면 빈혈이나 단백뇨가 발생하고 냉증이 나타난다. 냉증이 여성들에게 많으며 월경 불순이나 갱년기 장애 때 냉증에 걸리기 쉽다.

이럴 경우엔 철·불소·비타민 A·E가 많이 함유된 식품을 섭취하여 내분비 기능이 정상화되면 냉증이 치유되는 것이다.

맞춤 처방

- 현미, 채식을 많이 섭취한다.
- 된장국에 현미떡을 넣어서 매일 아침에 먹는다.
- 메밀 반죽 식품에 파·고추·강판에 간 무우, 김 등을 쳐서 먹는다.
- 해조류, 깨기름을 충분히 섭취한다.
- 광대수염의 뿌리 10g을 달여서 마신다..
- 구기자잎을 달여서 5~6일 동안 차 마시듯이 마신다.
- 난초 뿌리 40g에 물 3컵을 붓고 달여 찌꺼기는 제거하고 2번 나누어 아침저녁 식전에 마신다.

노이로제를 위한 자연식 요법

노이로제는 마음의 병으로 강박신경증·불안신경증·보통신경증 등의 증상이 있으며 이것을 탈피하기 위해서는 스트레스를 받지 말아야 한다. 다음은 부연 설명을 해보겠다.

강박신경증은 대인공포증으로 사람 앞에서 긴장감으로 말을 제대로 못 한다. 불안신경증은 심장이 두근두근하거나 심장 마비로 죽지 않을까라는 등의 기우를 말한다. 보통신경증은 불면·두통·목 결림·어지럼증 등을 호소하는 것을 말한다.

주식

현미밥현미 8·율무 1·수수·검정콩·팥 1의 비율을 짓거나 메밀국수를 만들어 먹는다. 검정깨소금을 조미료로 넣으면 된다.

부식

참마 · 된장 · 백합뿌리 · 연뿌리 · 호박 · 소엽 · 셀러리 · 샐러드채, 순무잎 · 다시마 · 미역 · 녹미채 · 파 · 양파

기타 부식

당근 · 파슬리 · 호두 · 토마토 · 양배추 · 배추 · 오이 · 캘리플라워 · 표고버섯 · 조개 · 말차 · 독활 · 지두 · 양하 · 머위 · 토란

약초차

감초 · 이질풀 · 쑥을 달여 차 대신 마신다.

야채주스

소엽 · 민들레 · 샐러드채 · 토마토 · 파슬리 · 당근 · 크레슨 등에 감귤류 · 사과 · 멜론 등을 첨가하면 효과적이다.

뇌일혈중풍을 위한 자연식 요법

뇌일혈은 뇌의 혈관 장애로 뇌경색 · 뇌출혈 · 지망막하 출혈 등이 있다. 어느 것이나 의식이 침해되거나 지각 장애를 일으킨다. 뇌의 혈관 장애의 원인은 뇌의 혈관이 노화되어 늘어져 터지거나 혈관이 막혀 영양이나 산소가 원활하게 공급되지 못하기 때문이다.

뇌혈관의 노화는 고혈압이나 당뇨병 등으로 동맥이 경화하기 쉬운 상태일 때 나타난다. 이 상태가 되면 심장 · 신장 · 뇌에도 동맥경화가 일어난다. 또한 혈관도 막히게 된다.

어느 날 건강한 사람이 갑자기 쓰러져 버리는 경우는 대개 소화 기능, 해독 기능이 왕성하여 육식을 계속했기 때문이다. 물론 뇌일혈의 발작은 갑자기 일어나지만 병 그 자체는 서서히 진행한다.

더구나 육식 외에 백미, 백설탕의 다식은 동맥 경화를 일으키기 쉽고, 뇌일혈의 원인이 되는 식품이다. 이들 유해식품 대신 현미나 채식을 먹으면, 뇌동맥을 젊게 하고 탄력성을 높여 준다.

뇌출혈은 뇌실질 중의 동맥이 경화된 곳에 높은 혈압이 생겨 혈관이 찢어져 출혈하고 그 부분에서 앞쪽 피의 흐름이 막혀 뇌 조직이 파괴되는 것이다. 지망막하 출혈은 뇌실질을 싸고 있는 지망막과 그 아래 유막 사이에서 출혈한다.

뇌경색뇌연화증은 뇌의 혈관이 막혔기 때문에 앞쪽 피의 흐름이 정지되어, 뇌가 변질 연화된다. 뇌의 동맥이 굳어진 부위에 혈전이 생기는 뇌혈전과, 뇌 이외에서 이상이 생겨 그곳에서 조직편이나 혈전이 흘러 뇌의 혈관이 막히는 뇌경색이 있다.

따끔거리는 두통이나 현기증이 나타나고 그것이 발전하여 지각 마비가 일어나게 되면 우선 뇌일혈의 예고라고 생각해도 좋다. 이 때 급히 식생활을 개선하면 발작이 방지되고, 아무 장애도 없이 치유된다.

주식

현미밥현미 8 · 검정콩 1 · 팥 1의 비율을 짓는다. 또한 메밀반죽이나 메밀국수도 좋다. 이때 검정깨흑임자 소금을 듬뿍 쳐서 먹어야 한다.

부식

무즙 · 우엉 · 연뿌리 · 호박 · 된장 · 표고버섯 · 무더기버섯 · 녹

미채 · 미역 · 큰신말 · 토마토

기타 부식

매실 · 파 · 양파 · 당근 · 파슬리 · 미나리 · 소송채 · 자소잎 · 피망 · 양배추 · 생강 · 순무잎까지 · 그린아스파라거스 · 셀러리 · 양하 · 머위 · 배추 · 시금치 · 샐러드채 · 땅두릅 · 콩나물 · 황설탕 · 말차

약초차

감잎 · 쑥 · 삼지구엽초 · 삼백초를 달여 차 대신 마신다.

야채주스

미나리 · 금강 · 순무 · 치코리 · 당근 · 셀러리 · 크레스 · 양배추 · 샐러드채 · 파슬리 · 사과 · 레몬 · 귤

뇌졸중을 위한 자연식 식이 요법

뇌에 혈액 공급이 제대로 이루어지지 않아 손발의 마비, 언어 장애, 호흡 곤란 들을 일으키는 증상을 말한다. 뇌동맥이 막히거나, 갑자기 터져 출혈한 혈액이 굳어져 혈관을 막고 주위의 신경을 압박해 여러 가지 신경 증상이 나타난다.

식이 요법

- 구역, 구토가 없으면 3~4일 후부터 소량의 유동식을 보급한다.

- 회복됨에 따라 미음식, 평상식으로 바꾼다.
- 의식 장애나 연하 장애가 계속되어 입으로 먹을 수 없을 때 코에 튜브를 연결하여 유동식을 보급한다.
- 음식을 씹거나 삼키기 곤란할 때는 유동식으로 시작했다가 좋아지면 반유동식으로 대체한다.
- 뜨거운 것이나 찬 음식을 피한다.
- 염분 섭취량을 줄이고 혈관의 영양분인 양질의 단백질 식품 섭취를 늘여 준다.
- 식물섬유의 섭취량을 늘린다.
- 단백질·비타민·미네랄을 충분히 섭취한다.
- 가공식품은 피한다.
- 편식은 절대로 삼간다.
- 땀을 많이 흘렸을 때 염분보다 수분을 많이 섭취한다.

고정 섭취 식물

유동식인 우유·과즙·생수·반유동식인 계란반죽·두부·젤리·녹황색 채소·목이버섯·생선·마늘·비지·유부·순두부·고기·계란·된장·어패류·멸치·새우살·조개·감즙

삼가야 할 식품

오징어·새우·게·카페인 음료·커피·홍차·인스턴트 식품·화학조미료

주식

밥·빵·면·죽·고기·어패류·계란·대두·감자·호박·야

채 · 해조류 · 버섯

부식
과일 · 우유 · 유제품 · 과자류

눈의 질병을 위한 자연식 요법

눈의 만성적 장애는 노화이며 당뇨병이나 동맥 경화증을 앓고 있으면 장애가 일어난다. 우리 몸 중 눈은 매우 중요한 부분이기 때문에 눈의 활동에 필요한 영양성분에 결핍이 있으면, 쉽게 눈의 장애가 나타난다.

따라서 눈의 장애가 어떤 것이든 식생활에 의한 체질 개선으로 치료하지 않으면 안 된다. 한마디로 현미, 채식으로 눈을 구성하고 있는 세포의 질을 향상시키고, 간장 기능과 혈액 상태가 정상화됨으로써 눈의 기능 장애가 사라진다.

맞춤처방

검정깨 · 식물유 · 해조류 · 당근 · 호박 · 파슬리 · 옥수수와 조개의 수프 · 국화의 꽃 · 눈 운동 · 지압눈을 감고, 눈두덩 위를 10회쯤 누르면 된다.

그리고 눈머리와 눈 꼬리 부분을 각 3회씩 강하게 주물러 주면 효과적이다.

담낭염과 담석증을 위한 자연식 요법

담낭의 수축과 괄약근의 입구를 여닫는 작용이 원활하지 못하면 담즙은 그 속에 괴면서 여러 가지 장애를 일으킨다. 이럴 때 가장 많이 나타나는 질환이 담낭염과 담석증이다. 일반적인 담낭염은 세균 감염으로 나타나는 것으로 알고 있다. 물론 세균 감염이 직접적인 원인은 아니지만 이런 현상도 있다. 하지만 가장 큰 문제는 그런 세균이 어디서 어떻게 만들어졌는가 하는 것이다. 보편적인 원인은 육식과 정백식품의 과다 섭취이다. 다시 말해 육류나 백미, 백설탕이 유해 세균의 번식에 적당한 물질적 조건을 만들어 주기 때문이다.

한편 담석증은 담낭이나 담관에 생긴 결석으로 염증을 일으켜 여러 가지 증세가 나타나는 질환이다. 초기 증세는 산통이란 격심한 아픔인데, 갑자기 왼쪽 옆구리 간장 부위의 불쾌감, 식후 위가 더 부룩한 느낌, 명치 통증·위통·구토·오한 등이다.

또한 담석은 십이지장 출구에도 생기기 쉬운데, 이렇게 되면 담즙의 흐름이 막히고, 담즙 색소가 혈액 속으로 거슬러 흘러 황달 현상이 일어난다. 담석의 발생 원인은 아직까지 명확하게 밝혀진 것이 없지만, 일반적으로 담즙 성분의 이상이 유력한 원인으로 알려져 있다. 다시 말해 담즙의 흐름이 원활하지 못하면 담즙이 담낭에 그대로 괴어서 담낭이나 담관에 염증이 나타난다.

주식

현미밥 현미 8 · 검정깨 1 · 율무 1의 비율을 짓거나 메밀국수도 효과적이다.

부식

부추 · 파슬리 · 참나물 · 소엽 · 호박 · 당근 · 딸기 · 무 · 양파 · 셀러리 · 양배추 · 감자 · 소송채 · 피망 · 순무잎 · 다시마 · 녹미채 · 미역

기타 부식

매실 · 연뿌리 · 샐러드채 · 토란 · 미나리 · 사탕무 · 양배추 · 파 · 생강 · 배우 · 순무 · 콩나물 · 오이 · 캘리플라워 · 호두 · 셀러리 · 무 · 아스파라거스 · 바지락 · 말차

약초차

결명자 · 사철쑥 · 차풀 · 삼백초를 달여 차 대신 마신다.

야채주스

샐러드채 · 미나리 · 토마토 · 셈러리잎과 줄기, 양배추, 딸기, 무잎, 뿌리 함께, 당근 · 상치 · 파슬리 · 크레슨 등에 사과 · 귤 · 완두콩 · 파인애플 · 바나나 · 파파야 · 망고 등을 첨가해서 먹으면 좋다. 아스파라거스2~3본는 담석에 유효하고 밀감을 첨가하면 먹기가 좋다.

당뇨병을 위한 자연식 요법

당뇨병은 포도당이 오줌에 섞여 배출되는 질환이다. 정상 혈당치는 80~100mg/C11인데, 100 이상이 되면 당뇨가 아닌 다양한 증세가 나타나며 150 이상이 되면 당뇨다. 당뇨병은 포도당이 상실

되기 때문에 몸이 쇠약해지면서 과잉한 혈당을 처리하기 위해 인슐린이 낭비되어 동맥 경화가 나타난다.

당뇨병에 걸리면 동맥 경화가 나타나고, 이것이 진행되면 고혈압이 되면서 뇌일혈, 심근경색 등을 일으킨다. 따라서 당뇨병이 악화될수록 혈관, 심장병으로 목숨을 잃을 경우가 많다.

주식
현미밥현미 8 · 검정콩 1 · 팥 1의 비율을 짓어서 먹거나 메밀국수, 메밀반죽 식품도 효과적이다. 조미료로는 검정깨소금이 좋다.

부식
호박 · 표고버섯 · 무더기버섯 · 송이버섯 · 부추 · 파 · 마늘 · 된장 · 우엉 · 미역 · 다시마 등 해조류

기타 부식
당근 · 아스파라거스 · 양파 · 강낭콩 · 사탕무 · 참나물 · 순무 · 옥수수 · 토마토 · 미나리 · 샐러드채 · 시금치 · 오이 · 샐러리 · 무 · 상치 · 매실

약초차
별꽃풀 · 감초 · 결명자를 달여 차대신 마신다.

야채주스
순무잎 · 파슬리 · 꿀에 절인 마늘 · 레몬 · 사과 · 당근 · 셀러리 · 크레스 · 샐러드채 · 양배추 · 상치 · 미나리 등에 복숭아 · 멜

론·두유 등을 첨가하면 먹기에 좋다. 또한 효소·배아·매실 농축액·다시마에 물을 넣는 것도 효과적이다.

동맥 경화를 위한 자연식 식이 요법

동맥 경화 중 뇌동맥 경화의 증세는 머리가 무겁고 현기증이 나고 시력·청력·기억력 감정 장애 등이다. 이로 인해 정신적 신체적으로 불안정하다. 이에 따른 예방과 치료에 시기요법이 있다.

짚불에 그슬려 말린 매실에 귤·레몬·토마토·사과·식초·꿀·로열제리·콩가루·다시마 가루 등을 함께 먹으면 된다. 이밖에 양파를 가루로 내어 음식물에 넣어 먹어도 효과가 있으며, 양파와 토마토를 믹서에 동시에 갈아 생즙을 내서 장기간 아침, 저녁 공복에 1컵씩 마시면 된다. 또한 미나리 뿌리 10개와 대추를 잘 찧은 다음 물 200㎖를 넣고 달여서 찌꺼기는 짜버린 다음 하루 2번 식사 중간에 마셔도 좋다.

주식

현미밥현미 8·율무 1·팥 1의 비율을 짓는다. 또는 메밀국수도 좋다.

부식

참기름·배아유·해바라기씨 기름·큰실말·미역·마른 김·다시마·표고버섯·무더기버섯·송이버섯·된장·청국장·토마토·피망·매실·벌꿀

기타 부식

무 · 파 · 양파 · 부추 · 시금치 · 당근 · 우엉 · 연뿌리 · 호박 · 파슬리 · 미나리 · 셀러리 · 머위 · 캘리플라워 · 배추 · 콩나물 · 완두 · 소엽 · 아스파라거스

약초차

삼지구엽초 · 삼백초 · 감 · 구기자 차

야채주스

그린아스파라거스 · 미나리 · 샐러드채 · 당근 · 파슬리 · 셀러리 · 크레손 · 양배추 · 말차 · 사과 · 귤류 · 멜론 · 표고 농축액 · 베니바나유

대장염을 위한 자연식 요법

대장에 생기는 염증을 말하는데, 증상은 아랫배가 아프며 설사가 잦고 대변에 혈액이나 점액이 섞이며 배변 후에 불쾌감이 있다.

식이 요법

- 1주일간 단식하면서 보리차 등을 마시면 좋다.
- 처음에 수분을 공급하다가 점차적으로 야채, 과일즙을 섭취한다.
- 증상이 심할 때는 유동식이나 미음식으로 한 다음 증상이 좋아지면 밥을 먹는다.

- 단백질 · 비타민 · 미네랄 등의 식품을 섭취한다.
- 부드럽고 소화가 잘 되는 치료식을 섭취한다.
- 장염을 유발하는 지방이 많은 식품을 줄인다.
- 맵고 짜며 거친 음식은 피해야 한다.
- 평소, 물을 자주 마신다.

고정 섭취 식품

곡식_{보리, 밀 제외}, 씨앗눈 · 좁쌀 · 바나나 · 두부 · 두유 · 요구르트_{적량} · 계란 노른자위 · 참기름_{2숟갈} · 해조류 · 흰죽 · 빵 · 국수 · 흰살생선 · 계란 · 삶은 채소 · 두부 · 과일

좋은 식품

감자 · 시금치 · 당근 · 호박 · 사과 · 바나나 · 무 · 쌀밥 · 흰죽 · 마카로니 · 빵 · 벌꿀 · 잼 · 버터 · 우유 · 크림 · 지방이 적은 생선 · 계란 · 닭고기 · 두부 · 국수

삼가야 할 식품

우유 · 유제품 · 술 · 커피 · 홍차 · 향신료 · 오렌지 · 야채

주식

밥 · 빵 · 면 · 고기 · 어패류 · 계란 · 대두 · 야채 · 해조류 · 버섯

부식

과일 · 과자 · 우유 · 유제품 · 카페인 · 탄산음료

디스크를 위한 자연식 요법

허리를 무리하게 비틀거나 무리한 힘을 가했을 때나 추간판에 강한 압력을 가했을 때 제 4, 5번 요추 사이의 추간판이 뒤로 빠져 나오는 현상을 말한다. 만약 디스크가 심해지면 장기적인 휴식과 수술 및 치료 요법이 필요하다.

맞춤 처방
- 두릅의 잎사귀를 삼아 매일 2-3회 나물로 만들어 먹으면 좋다.
- 무즙을 하루에 2번 환부에 발라 줘도 된다. 이때 여러 차례 갈아 줘야 한다.
- 말린 월계수 열매를 가루를 만들어 먹어도 된다.

만성간염을 위한 자연식 요법

운동 부족으로 몸을 움직이지 않거나 정신적인 스트레스 등으로 인해 자율신경의 균형이 무너지면서 혈액 순환의 장애가 일어나 간장을 약화시켜 일어나는 것을 말한다. 원인은 백미, 육식의 과다한 섭취이다. 따라서 미네랄, 비타민 등의 미량 유효 성분의 결핍, 동물성 단백질의 과다 섭취는 간장에 치명적이다.

그러나 웬만한 장애가 있어도 증세가 잘 나타내지 않는데, 만약 증세가 나타나면 병이 깊은 것이다. 급성간염에서 만성으로 이행한 것, 간 기능 장애가 서서히 진행하여 만성간염이 된 것이 있다.

어느 것이나 백미, 육식의 다식 및 가공식품의 상식으로, 간장 기능이 장애를 받아 일어난다. 급격한 증세가 나타나지 않으므로 깨닫지 못하는 경우가 많다.

주식

현미밥현미8, 검정콩 1, 팥 1의 비율을 지어 먹거나 수수와 현미수프를 비롯해서 메밀죽도 효과가 있다.

부식

당근 · 된장 · 굴 · 바지락 · 해삼 · 다시마 · 미역 · 큰신말 · 그린 아스파라거스 · 양파 · 토마토

기타 부식

호박 · 부추 · 파슬리 · 샐러드채 · 미나리 · 무 · 순무 · 양배추 · 시금치 · 옥수수 · 춘국 · 표고버섯 · 배추 · 파 참나물 · 머위 · 칡가루 · 말차

약초차

사철쑥 · 구기자 · 차풀 · 결명자를 달여 차 대신 마신다.

야채 주스

샐러드채 · 사탕무 · 미나리 · 토마토 · 소엽 · 파슬리 · 벌꿀에 절인 마늘 · 사과 등에 다시마수, 매실 등을 첨가하면 좋다.

만성위염을 위한 자연식 요법

만성위염은 노화에 따른 위 점막의 위축이 주된 원인으로 추측된다. 암이나 궤양 같은 기질적 손상으로 발전되는 수도 있으며, 폐결핵이나 신장염과도 관련이 있다. 외적인 요인은 알코올, 담배의 니코틴, 향신료, 약제 혹은 음식을 잘 씹어 삼키지 않는 습관 등이다. 내적인 요인은 여러 가지 정신적 혹은 심리적 인자, 위 점막의 혈액 순환 장애 등에 의한 영양장애 등이다. 증세는 위통·구역질·위의 늘어남·명치 아픔·트림 등이다.

주식
현미밥 현미 8 · 팥 1 · 검정콩 1의 비율을 짓는다.

부식
무즙·시금치·소송채·미나리 등의 청채·토마토·오이·마·연뿌리·당근·된장·미역·다시마·녹미채

기타 부식
청국·셀러리·파·부추·마늘·백합·시금치·양배추·배추·표고버섯·송이버섯·호박 그린아스파라거스·상치·피망·딸기·브로콜리·감자·순무·머위

약초차
이질풀·쑥·구기자·질경이를 달여 차 대신 마신다.

야채 주스

샐러드채·미나리·토마토·셀러리잎과 줄기·양배추·딸기·무 잎, 뿌리 함께·당근·상치·파슬리·크레슨 등에 사과·귤·완두 콩·파인애플·바나나·파파야·망고 등을 첨가해 먹으면 좋다.

방광염을 위한 자연식 요법

 방광은 소변을 모아 일정량에 달했을 때 배설하는 기관으로 소변의 양에 따라 부풀어 커진다. 소변이 가득 차면 면 벽이 늘어나 두께가 3mm쯤으로 얇아지고, 배뇨 후엔 두께가 줄어서 1.5cm로 된다. 이런 방광에 이상이 생기면 배뇨가 어렵거나 소변이 자주 마렵거나 하는 등 여러 가지 배뇨 장애가 나타난다.

 방광염은 요도가 짧은 여성에게 많은데, 증세는 오줌의 혼탁, 고통·소변이 잦다. 즉 오줌이 희게 탁하면 염증 부위에 백혈구가 많이 출현해 소변에 섞여 나오기 때문이다. 통증은 소변 후에 방광이 오므라들 때나 점막이 자극이 될 때 느껴진다. 또한 점막에서 피가 나오는 수도 있다.

 이에 따라 보편적으로 세균을 씻어 낸다고 해서 물과 차를 많이 마실 것을 권하고 있다. 그러나 근본적인 치료는 식생활을 고치는 것이다.

주식

 현미밥현미 8·율무 1·검정콩 1의 비율을 지은 다음 조미료로 검정깨 소금을 듬뿍 쳐서 먹는다.

부식

무즙 · 당근 · 토마토 · 셀러리 · 상치 · 그린 아스파라거스 · 겨자 · 순무 · 양배추 · 옥수수 · 녹미채 · 미역 · 김

기타 부식

표고버섯 · 양배추 · 수박 · 상치 · 시금치 · 무 · 소엽 · 호박 · 배추 · 콩나물 · 파슬리 · 오이 · 참나물 · 소송채 · 경채 · 머위 · 작은 고기 · 바지락 · 조개

약초차

질경이 · 결명자 · 삼백초 · 쑥을 달여 마신다.

야채주스

사탕무 · 소엽 · 오이 · 수박 · 꿀에 절인 마늘 · 당근 · 셀러리 · 파셀리 · 상치 · 크레슨 · 사과 등에 감귤류를 넣으면 먹기가 좋다.

변비를 위한 자연식 요법

쾌면잠 · 쾌식식사 · 쾌변배변의 삼 쾌는 현대인들의 건강 비결이다. 그렇지만 세 가지 모두를 겸비하고 있는 사람은 매우 드물다. 그 중에서 가장 흔한 것은 쾌변변비으로 고생하는 것이다. 이것이 원활하지 않다면 쾌면이나 쾌식도 없는 것이다. 한마디로 이것들은 서로 상관관계가 있다.

예를 들면 변비 상태에서 식욕이 왕성하거나 잠을 푹 잘 수가 없

다는 것이다. 다시 말해 겉으로 들어나지는 않지만 어딘가에 장애가 있는 것이다. 특히 상습 변비의 가장 큰 원인은 동물성 단백질 식품의 과다 섭취로 인해 위장에 부담을 주면서 소화 흡수 기능이 나빠진 것이다. 이런 상황에서 운동 부족은 위장의 활동을 더더욱 저하시킨다.

이처럼 변비가 심할 땐 비타민 A · 철 · 나트륨 등이 포함된 식품을 섭취하여 소화 작용을 촉진시켜 위장 활동을 강화해 줘야 한다. 그리고 비타민 B가 들어 있는 식품은 장의 연동 운동을 높이고 노폐물의 배설을 쉽게 해 준다. 또한 마그네슘, 나트륨 등이 많이 함유되어 있는 식품은 장 안의 발효를 억제시켜 독소의 발생을 막아 준다.

맞춤 처방

- 현미 · 채식을 중점적으로 섭취하고, 팥과 다시마를 물에 넣어 끓인 다음 팥만 제거해서 장기 복용하면 좋다. 팥의 떫은 맛은 사포닌으로 장의 활동을 촉진시켜 준다.
- 목이버섯 · 죽순 · 구약나물 · 바나나를 섭취한다.
- 물 700cc에 결명자 20g을 넣어 약 30분 동안 끓여서 공복에 마시면 좋다.
- 복근 운동을 으로 변비를 예방한다.
- 사과와 당근을 강판에 갈아서 아침 공복에 1컵씩 마시면 좋다.
- 미역국을 자주 끓여 먹어도 효과가 있다.

불면증을 위한 자연식 요법

불면증 환자들은 스스로 잠을 잘 수 없다고 생각하는 강박관념과 함께 집중력 장애·눈 질환·무기력증 등의 증세가 나타난다. 이럴 경우엔 심신의 피로를 풀어주고, 새로운 에너지를 축적해야 한다. 다시 말해 위장을 편안하게 휴식해야 한다. 위장은 뇌보다 훨씬 더 피로한데, 피로를 풀기 위해서는 수면이 꼭 필요하다.

따라서 비타민 B_2, 철이 포함된 식품 섭취는 자율신경을 안정화시켜 불면증을 방지해 준다. 또 망간·마그네슘·나트륨이 많이 함유된 식품은 숙면을 초래하고 낮 졸음도 방지해 준다.

식사 요법
- 현미, 채식을 하고, 양파를 날로 먹으면 해결된다. 잠버릇이 나쁜 사람은 대추술을 취침 전에 마셔도 좋다.
- 치자나무 과피 10g을 하루의 양으로 달여 마셔도 된다.
- 현미떡 한 조각을 조미료 없이 취침 전에 먹어도 좋다.
- 취침 전 매실 1~2개를 더운물에 담갔다 마신다.
- 저녁 식사로 염교를 먹어도 된다.
- 곶감 3개와 물 600cc를 약한 불에 달여서 취침 전에 먹어도 효과적이다.

맞춤 처방
- 대파 뿌리 5개, 대추 10개를 물 3컵에 넣어 반 정도로 달인 후 10일간 취침 전 먹는다.
- 양파 반개를 잘게 썰어 컵에 넣고 뜨거운 물로 우려낸 다음 취

침 전에 먹는다.
- 대추씨를 노랗게 볶아 가루로 만들어 매일 먹어도 좋다.
- 말린 음양곽 10g을 물 3홉에 넣어 달여서 35회 나누어 마신다.
- 생강과 감초를 조금씩 넣어 장기간 복용해도 좋다.

빈혈을 위한 자연식 요법

빈혈이란 혈액 중 적혈구가 적어 피가 묽게 되는 현상이다. 혈액 중 적혈구 속에는 헤모글로빈이란 색소가 있는데, 빈혈이 되면 헤모글로빈이 부족하다. 즉 산소를 충분히 공급할 수 없고 노폐물이 쌓이면서 영양보급이 불완전하게 되는 것이다.

증상은 추위를 더 타면서 두통·견비통·동계가슴 두근거림·권태감·위장이 더부룩하다. 또한 월경 불순이나 월경 곤란을 호소하기도 한다. 이것은 난소나 자궁발육이 정체되어 난포호르몬이나 황체호르몬의 분비가 균형을 이루지 못하고 부신피질에서 분비하는 성호르몬의 이상이 나타나기 때문이다.

빈혈의 가장 큰 원인은 정백식품백미·백설탕·정제염 등을 지나치게 섭취하기 때문이다. 또한 지나친 육식 섭취와도 관계가 있다. 과거 빈혈이라 하면 영양 부족이 원인이 되었다. 그렇지만 지금은 같은 빈혈일지라도 그 성격이 다르다. 즉 영양 과잉으로 단백질은 넘치지만 적혈구를 생성하지 못해 빈혈 상태가 된다.

이것은 위장의 작용이 원활하지 못하고 적혈구를 만드는 성분이 부족하기 때문이다. 특히 젊은 여성에게 빈혈이 많은 것은 다이어트로 인한 절식이 아니다. 즉 배아 성분이나 야채의 섭취가 부족하고 위장에 부담을 주는 고기나 백설탕을 많이 섭취하기 때문이다.

이것이 지속되면 변비와 노폐물로 인해 혈액이 조직에서 정체된다. 이렇게 되면 빈혈증을 한층 더 악화시키는 것이다. 따라서 식사를 개선하는 것이 유일한 치료법이다.

주식

현미밥현미 8 · 검정콩 · 팥 1의 비율을 짓는다. 이때 보리를 섞어도 좋다. 또한 메밀국수, 현미떡도 효과적이다.

부식

당근 · 연뿌리 · 녹미채 · 다시마 · 미역 · 뱅어 · 어린 정어리 · 바지락 등 조개류 · 된장 · 셀러리 · 파슬리 · 잣 · 호두 · 부추 · 파 · 마늘

기타 부식

소송채 · 소엽 · 매실 · 샐러드채 · 콩나물 · 해삼 · 굴 · 머위 · 우엉 · 캘리플라워 · 표고버섯 · 미나리 · 옥수수 · 시금치 · 배추 · 오이 · 포도주 · 말차 · 레즌

약초차

쑥 · 결명자 · 사철쑥 · 구기자를 달여 차 대신 마신다.

야채주스

민들레 · 샐러드채 · 소엽 · 파슬리 · 부룬 · 말차 · 당근 · 셀러리 · 크레슨 · 상추 · 인삼 농축액 · 벌꿀 · 사과

비염을 위한 자연식 요법

재채기·콧물·코막힘 등이 나타나는 질병을 말한다. 증상으로는 코 점막이 붓고, 점액성, 농성의 액체가 분비되면서 목이 붓고 호흡까지 곤란해진다. 또한 수면 장애·두통·신경질·사고력·판단력 저하 등도 나타난다. 그리고 정신적 스트레스에 영향을 끼치는 질환이기도 하다.

비염에 걸릴 확률이 있는 경우를 보면 초조감·욕구불만·불안감을 비롯해 피해자 의식이 강할 때다. 그렇지만 마음이 즐거울 때나 맑게 갠 좋은 날씨에는 증세가 약화된다.

주식

현미밥현미 8 · 검정콩 1 · 팥 1의 비율을 짓거나 메밀국수도 좋다. 먹을 때 검정깨소금을 듬뿍 쳐서 먹으면 된다.

부식

매실·파·양파·부추·된장·참마·다시마·녹미채·미역·표고버섯·무더기버섯·팽이버섯

기타 부식

연뿌리·당근·상추·무·소엽·소송채·시금치·호두·땅콩·순무·완두·우엉·캘리플라워·호박·춘국·그린아스파라거스·말차·레즌·딸기

약초차

쑥 · 질경이 · 약 메밀을 달여 약 대신 마신다.

야채주스

소엽 · 파슬리 · 양배추 · 매실 농축액 · 당근 · 셀러리 · 상치 · 크레슨 · 말 차 등에 사과 · 바나나 등을 첨가하면 좋다.

맞춤 처방

- 평소 보리차 물을 따뜻하게 해서 마시면 된다.
- 배추씨와 약간의 감초를 넣고 졸여서 마시도 된다.
- 곶감 5개를 현미 1홉을 넣어 죽으로 쑤어 먹어도 된다.

중이염

중이염은 식욕 부진과 불면 · 두통 · 메스꺼움을 동반할 수가 있으며, 구토가 동반되기도 한다. 이럴 경우 살구씨를 찧어 탈지면으로 싼 다음 말린다. 이것을 갈아서 하루 3~4회 귓구멍에 넣으면 된다. 이 밖에 꿀을 하루에 1~2회 귓속에 발라도 되는데, 이때 귓속을 솜으로 깨끗이 닦아야 한다.

선천성 심장 기형을 위한 자연식 요법

심장 기형은 스스로 운동의 한계를 알기 때문에 적절하게 쉬면 되고 식사 역시 평소대로 하면 된다. 다만 식생활에 신경을 써야 하는 때는 호흡 수가 많고, 빈맥 · 기침 · 발한 등의 증세가 있을 때는 조심해야 한다.

식이 요법

- 과식을 피하고 음식을 소량으로 먹는다.
- 염분과 수분은 식욕을 저해하지 않을 정도로 먹는다. 다만 부종이 있다면 어느 정도 염분을 제한하는 편도 좋다.
- 칼륨 함량이 많은 과일, 야채를 섭취하면 된다.

설사를 위한 자연식 요법

변에 포함된 수분의 양이 많아져서 변이 액상으로 된 경우를 말한다. 소화 불량이나 세균 감염으로 인해 장에서 물과 염분 등이 충분히 흡수되지 않거나 소장이나 대장으로부터의 분비액이 늘어나거나 장관의 연동 운동이 활발해졌을 때 일어난다.

맞춤 처방

- 응달에 말린 석류꽃 달인 물을 먹으면 좋다.
- 표고버섯을 1회에 2개씩 물 1~2홉에 넣어 달여서 흑설탕을 타 3일 정도 마시면 된다.
- 곶감과 대추 삶은 물도 효과가 있다.

소화 불량을 위한 자연식 요법

먹은 음식을 위나 장에서 잘 받아들이지 못해 영양분을 흡수하지 못하는 증상을 말한다. 과음·과식·부패물의 섭취·감염증·피로 등이 원인이 되어 일어나며 식욕 부진·복통·구토·설사 따위의 증상을 보인다.

맞춤 처방
- 노학초잎과 꽃을 졸인 것을 찻숟갈로 1~2개 먹으면 된다.
- 성인 소화 불량일 땐 민들레 말린 뿌리와 잎을 5g씩 달여 1회 1컵씩 2~3회 마시면 된다.
- 무즙 아침저녁으로 1컵씩 마셔도 된다.
- 마늘 반되를 찧어서 소주 반되를 넣어 밀봉한 후 2~3개월 지난 후에 식후 1잔씩 마시면 된다.
- 밥을 먹은 후 소화가 안 되고 속이 답답할 경우엔 무 반개, 사과 1개, 귤 2개를 즙으로 만들어 식후에 먹으면 된다.

식도 역류를 위한 자연식 식이 요법

식도의 하부 괄약근이 기능 장애를 일으켜서 위 속의 내용물이 식도로 역류되는 질병을 말한다.

식이 요법
- 식도 역류의 식사 요인인 고지방식품·식물성기름·볶거나 튀긴 음식·고지방 육류의 섭취를 제한한다.
- 지방 함량이 낮은 단백질 식품, 탄수화물 식품의 섭취량을 높인다.
- 과식을 피하고, 매회 식사량을 줄이는 대신 오전, 오후 중간에

간식을 권한다.
- 식도 점막에 자극을 주는 알코올·향신료·카페인·탄산음료·주스류를 피한다.
- 취침하기 2시간 이내에는 음식을 먹지 않도록 한다.
- 흡연을 삼가한다.

고정 섭취 식품

탈지우유·저지방 우유·흰살생선·육류의 살코기·과일·감자

삼가야 할 식품

파이·과자·페스트리·호두·땅콩·잣·버터·마가린·치즈, 소시지류·통조림·소갈비·유부·뱀장어·후추·마늘·양파·계피

신부전증급성 을 위한 자연식 요법

신장의 생리 기능이 상실되어, 생체를 유지하는 데에 장애를 나타내는 상태를 말한다. 고혈압·빈혈·요소·질소 등의 노폐물의 축적, 요의 비중 저하와 같은 증상이 나타난다.

식이 요법

- 1일 2000kcal의 고에너지를 섭취해야 한다. 칼로리가 부족하면 단백질이 분해되어 요소 등의 노폐물이 생기기 때문에 하루 필요량이 부족하지 않게 섭취한다.

- 신부전이 심할 땐 양질의 단백질을 섭취한다.
- 소변이 나오지 않거나 없을 때는 염분과 단백질을 배제한다.
- 소변이 나오지 않거나 소변량이 줄어들면 수분 섭취를 제한한다.
- 단백질을 제한하는 만큼 열량 섭취를 해야만 한다.
- 칼로리는 지방과 당질을 통해 섭취하고 비타민까지 공급한다.
- 투석 중에는 단백질을 보통으로 섭취한다.
- 소변량이 적을수록 칼륨 섭취량을 줄여야 한다. 즉 칼륨과 인의 섭취를 줄여야 한다.
- 고혈압이나 탈수증이 있을 때는 염분 섭취량을 변경시킨다.
- 소변량이 많을 때는 과일, 야채 등을 충분히 섭취한다.
- 감기, 위염 등 인체의 변화로 신 장애가 더욱 진행될 수 있기 때문에 증상이 심각해지면 주1회 의사의 진단을 받아야 한다.

고정섭취 식품
- 지방식품인 난황 · 크리임 · 땅콩 · 전분유 · 쇠기름 등
- 당질 식품인 콘후레이크 · 흑설탕 · 전분 · 건포도 · 고구마 등
- 비타민 식품인 시금치 · 사과 · 귤 · 파슬리 · 포도과즙 등

소량 섭취나 삼가야 할 식품
단백질 식품 · 계란 · 쇠고기 · 돼지고기 · 닭고기 · 콩

삼가야 할 식품
조개 · 정어리 · 연어 · 고등어 등 어패류 · 토마토 · 우엉 · 시금치 · 버섯 · 호박 등 채소류 · 배 · 파인애플 · 딸기 · 멜론 · 바나

나 · 오렌지 · 밀감 등 과일 · 고구마 · 호두 · 밤 · 콩 · 커피 · 초콜릿 · 치즈

주식

밥 · 빵 · 면 · 고기 · 어패류 · 계란 · 대두 · 야채 · 감자 · 호박 · 해조, · 버섯

부식

과일 · 우유 · 유제품 · 과자류

신부전증만성을 위한 자연식 요법

신장의 생리 기능이 상실되어, 생체를 유지하는 데에 장애를 나타내는 상태를 말한다. 고혈압 · 빈혈 · 요소 · 질소 등의 노폐물의 축적, 요의 비중 저하와 같은 증상이 나타난다.

식이요법

- 가장 중요한 것은 절대 안정을 취하면서 몸을 따뜻하게 한다.
- 신기능의 정도에 알맞은 운동과 활동 범위 조정.
- 과로나 감기 등을 조심해야 한다.
- 단백질 섭취를 제하는데, 이것은 노폐물의 생성을 감소시키고, 체내에 노폐물이 쌓이지 않도록 하기 위해서이다. 따라서 단백질 제한 효과를 거두기 위해 1일 1800~2000kcal의 고열량을 섭취한다.

- 필요한 열량은 탄수화물과 지방으로 보충한다.
- 염분 섭취량은 증상에 따라 제한하는 것이 좋다.
- 수분 섭취량은 소변량에 따라 제한시켜야 한다.
- 칼륨 섭취량을 줄인다.
- 염분을 제한하는 대신 향신료를 잘 이용해 식욕을 증진시킨다.

고정 섭취 식품
설탕 · 꿀 · 젤리 · 식물성 기름 · 카레가루 · 겨자 · 후추 · 고춧가루

좋은 식품
동물성 단백질 식품인 고기 · 생선 · 계란 · 우유 등

소량 섭취나 삼가야 할 식품
칼륨 함유 식품인 우유, 작은 생선류

삼가야 할 식품
육류 · 채소 · 과일 · 우유 · 팥 · 밤 · 콩 · 견과류 · 수프 · 국

주식
밥 · 빵 · 면 · 고기 · 어패류 · 계란 · 대두 · 콩제품 · 야채 · 감자 · 호박 · 해조 · 버섯

부식
과일 · 우유 · 유제품 · 과자류

신장병, 신경통을 위한 자연식 요법

신장은 사구체, 보만씨낭, 소변 통로 요세관, 소변이 모이는 신우로 구성되어 있다. 혈액이 사구체로 흐를 때 혈장 성분이 걸러져 원액의 오줌이 보만씨낭으로 옮겨진다. 이것이 요세관으로 흐르는 사이 오줌 원액의 유효 성분은 다시 혈액으로 흡수된다. 이때 요세관에 남는 것이 소변인데, 이것이 신우로 모여져 신장으로 나간다. 이런 움직임에서 어떤 부분에 장애가 나타나면 신장에 장애가 일어난다.

그리하여 신장과 밀접한 관련이 있는 전신의 혈관과 심장에 어떤 장애가 나타난다. 다시 말해 혈관, 심장이 장애를 받으면 무조건 전신에 이상이 나타난다. 특히 질환을 보면 혈액을 걸러 소변을 만드는 사구체에 염증이 일어나는 신염, 사구체와 요세관·네프로제·신장의 동맥이 경화하는 신경화증 등이 있다.

주식

현미밥현미 8 · 율무 1 · 검정콩 1의 비율을 짓거나 현미 팥죽을 쑤어 먹으면 된다. 조미료는 검정깨소금을 만들어 뿌리면 된다. 이 밖에 흑빵현미, 호밀도 효과적이다.

부식

무즙·당근·호박·연뿌리·우엉·표고버섯·송이버섯·감자·캘리플라워·녹미채·다시마·김

기타 부식

파슬리 · 시금치 · 은행 · 콩나물 · 옥수수 · 샐러드채 · 소송채 · 춘국 · 미나리 · 참나물 · 백합뿌리 · 참마 · 순무 · 오이 · 된장 · 양배추 · 수박 · 감 · 물고기 · 해삼 · 칡가루 · 고비 · 고추

약초차

율무 · 별꽃풀 · 차풀 · 이질풀 · 삼백초를 달여 차 대신 마신다.

야채주스

사탕무 · 소엽 · 오이 · 수박 · 꿀에 절인 마늘 · 당근 · 셀러리 · 파슬리 · 상치 · 크레슨 · 사과 등에 두유 · 바나나 · 프린스멜론 등을 첨가해 넣어서 먹으면 좋다.

심근경색을 위한 자연식 요법

심장의 근육인 심근층이 손상되어 죽은 상태를 말한다. 다시 말해 관상동맥에서 일어난 혈액의 순환 장애로 심근의 괴사가 일어나는 병이다. 가슴의 통증과 식은땀 · 구토 · 안면 창백 · 혈압저하 · 호흡수 증가 등의 증상이 나타난다. 심하면 죽을 수도 있는데, 중년 이후의 남자에게 많이 일어난다.

식이 요법

- 발작이 나타나면, 먼저 금식하고 갈증이 있을 땐 수분을 소량 섭취한다.

- 2~3일 지나 증상이 없어지면, 소화와 흡수에 원활한 유동식을 주는데, 이때 저지방식이 중요하다.
- 숨이 참·동계·협심 발작을 일으킬 만한 요인을 피한다.
- 매일 아침, 식전에 체중을 측정하여 식사량을 조절한다.
- 심부전의 발생 우려가 있기 때문에 염분을 6~8g으로 제한시킨다.
- 과식보다 소식이 좋다.
- 저열량·고단백식·저지방식품을 섭취한다.
- 음식은 잘 씹어 넘기고, 천천히 먹는다.
- 동물성 지방은 되도록 적게 섭취하고 식물성을 선택한다.
- 각종 비타민·미네랄·지방이 적은 단백질을 섭취한다.
- 전분과 같은 함수탄소도 제한한다.
- 변비 예방을 위해 식물섬유를 섭취한다.
- 육류는 끓이거나 굽는 것이 좋고, 지방은 식물성을 선택해야 한다.

고정 섭취 식품
과즙·우유·아이스크림·계란·토스트·두부·콩·계란·생선

삼가야 할 식품
돼지고기·맥주·양주

주식
고기·어패류 지방이 적은 것·대두·야채·감자·호박·녹황색 채소·버섯·해조류

부식
과자 · 카페인 · 탄산음료

심부전을 위한 자연식 요법

심장의 수축 운동이 비정상적이어서 신체의 각 부위로 피를 충분히 보내지 못하는 병적인 상태를 말한다. 호흡 곤란, 부종 등의 증상이 나타난다.

식이 요법

심부전 치료는 심장에 대한 부담을 줄이고, 혈액 운송량을 늘리는 요법과 원인 치료를 해야 한다. 따라서 재발 방지를 위해 식사 주의도 필요하다. 단 급성기에는 금식하고 정맥주사제로 영양공급을 해야만 한다.

- 음식을 입으로 먹을 수 있게 되면 소화에 유익한 유동식부터 시작해 연식, 보통식으로 바꾸면 된다.
- 염분 섭취를 제한하는 것이 원칙으로 소금의 주성분인 나트륨 섭취를 삼가야 한다. 예를 들어 중증일 때는 하루에 소금 3g이하, 경증일 때는 6~8g정도로 제한하면 된다.
- 표준체중을 유지해야 한다. 이것은 비만은 심장에 부담을 주기 때문에 엄격한 열량 제한이 필요하다.
- 하루에 5~6회 규칙적인 식사를 해야 한다.
- 심장에 부담을 덜어 주기 위해 섭취 열량도 제한한다. 예를 들

면 하루 중증일 때는 1000~2000cal, 경증일 때는 하루 2000 cal이하여야 한다.
- 저녁 식사 후, 자기 전엔 위장에 부담을 주기 때문에 먹지 말아야 한다.
- 심장 기능을 위해 양질의 단백질을 섭취해야 한다.
- 수분섭취도 적당해야 한다.
- 지방 섭취는 간장의 부담을 덜어주기 위해 하루에 30~40g으로 제한한다.
- 단백질 외에 비타민류, 식물에 함유된 염류를 섭취한다.
- 심장 근육의 수축에 필요한 칼륨 함유식품도 필요하다.
- 비만을 수반할 때는 저칼로리식을 해야 한다.

고정 섭취 식품

1일 고기 60~80g, 생선 1토막, 두부 1/3모, 계란 1개, 우유 1병, 닭고기, 바나나·콩·호두·오렌지·귤·토마토·셀러리 등 과일·야채 주스·시금치·토마토·감자·사과·등푸른 생선의 지방·부추·목이버섯

삼가야 할 식품

튀긴 육 어류·사과·수박·참외·옥수수·양배추·무·홍차·커피·고추·겨자·카레·우엉·파·부추·생선·고구마

주식

고기, 어패류·계란·콩제품·야채·감자·호박·버섯·해조류·녹황색 채소

부식

우유 · 유제품 · 과자 · 과일

심장병을 위한 자연식 요법

심장은 온 몸에 혈액을 공급하는 펌프 역할을 한다. 즉 필요한 영양 성분이나 산소를 공급하기 때문에 전신건강과 밀접한 관계가 있다. 심장은 원래 튼튼한 장기로 소문나 있지만 과로하면 쉽게 기능이 떨어진다.

더구나 심장에는 다량의 혈액이 들어 있지만, 심장 자체가 받아들이는 것이 아니고 관상동맥을 통해 공급되고 있다. 이것에 이상이 생기면 심근 그 자체의 기능이 떨어져 장애를 받는데, 이것이 심근경색이다.

특히 신체 곳곳에 동맥 경화가 일어나면 관상동맥이 쉽게 경화가 된다. 다시 말해 동맥의 벽은 두꺼워지고 내강이 좁아져 심근으로 공급되는 혈액이 부족하게 되는 것이다. 이런 정도가 비교적 가벼우면 협심증이고, 동맥 내강이 거의 막혀 버릴 절도로 진행되는 것이 심근경색이다.

한마디로 관상동맥에 경화나 협착이 나타나면 혈액 순환이 나빠지고 심근은 산소 결핍이 되고 만다. 이것을 치료하지 않고 방치해 두면 심근은 빈사 상태에 빠진다.

심장병을 치료하려면 산소 결합력이 강한 굳센 질의 적혈구를 만들어 심장 자체를 강화시킴과 동시에 전신의 혈관을 젊게 해야만 한다. 이에 따라 동물성 단백질 식품 · 정제염 · 백미 · 백설탕을 삼가하고 현미나 채식을 섭취하면서 미네랄·비타민·효소 등의 미량 유효 성분을 보충하면 된다. 심장병은 고혈압증·비만·동맥경화증·당뇨병에 걸린 사람들에게 많지만, 현미나 채식을 하면 소화 기능이 원활하게 이뤄지면서 장애가 제거되고 심장의 기능도 정상화가 된다.

식사 요법

주식

현미밥현미 8·검정콩 1·팥 1의 비율을 짓는다. 가을철엔 밤을 넣어도 좋다. 먹을 때는 검정깨소금을 듬뿍 쳐도 좋다.

부식

백합뿌리·연뿌리·당근·참마·샐러드채·파슬리·호두·표고버섯·송이버섯·무더기버섯·다시마·미역·녹미채 등의 해조류

기타 부식

매실·순무·소송채·셀러리·참나물·시금치·그린아스파라거스·머위·양배추·토마토·피망·배추·소엽·된장·파·양파·말차.

약초차

결명자·질경이·이질풀·삼백초를 달여 차 대신 마신다.

야채 주스

마늘을 벌꿀로 잰 것, 양배추싹, 그린아스파라거스·당근·셀러리·미나리·양배추·소엽·크레슨·파슬리·샐러드채 등에 사과·감귤류를 첨가하면 효과적이다.

신경통을 위한 자연식 요법

신경통은 피부·관절·근육 등의 감각을 담당하는 자각신경이 염증이나 압박 등의 장애로 나타나는 통증이다. 또한 두통, 복통 등도 같은 증세이다. 각 부분의 신경통이 있는데 좌골신경통은 좌골신경에 나타나는 통증으로 추간판헤르니아·카리에스·당뇨병 등으로 일어난다. 상박신경통은 감기·냉증·타박·빈혈·중독·당뇨병 등으로 나타난다. 늑간신경통은 늑간신경에 따라 나타난다.

또한 척추·심장·폐·복부내장의 질환 등 상반신의 모든 장소에서 일어나는 경우가 많다. 요복신경통은 보편적으로 요통이라고 하는데 감기·추위·과로·위장병, 부인과 질환이 나타난다. 삼차신경통은 일명 안면신경통이라고도 불린다. 뇌종양·축농증·동맥경화증·두부의 골종병 등으로 나타난다. 후두부신경통은 두부의 운동, 기침, 재채기로 고통이 증가한다. 환부의 피부는 지각과민을 일으킨다.

주식

현미밥현미 8·율무 1·팥 1의 비율을 지어 먹거나, 현미의 풀떡이나 수수떡에 배아나 검정깨와 조미료로 찍어 먹으면 효과적이다.

부식

부추 · 파 · 양파 · 양배추 · 시금치 · 당근 · 마늘 · 셀러리 · 표고버섯 · 순무잎 · 무 · 시금치 · 오이 · 양배추 · 토마토 · 완두껍질째 · 미역 · 녹미채 · 큰신말 등의 해조류

기타 부식

호박 · 연뿌리 · 우엉 · 지두 · 미나리 · 밤나물 · 배추 · 콩나물 · 머위 · 은행 · 호두 · 옥수수 · 토란 · 조개 · 바지락

약초차

율무 · 결명자 · 삼백초 · 쑥을 달여 차 대신 마신다.

야채주스

연뿌리 · 그린 · 아스파라거스 · 당근 · 꿀에 절인 마늘 · 셀러리 · 샐러드채 · 파슬리 · 상추 · 레몬 · 사과

심장 쇠약을 위한 자연식 요법

심장의 기능이 쇠약해서 나타나는 증상으로 기혈이 부족해서 생긴 병증을 말한다. 가슴이 두근거리고 아프며 숨결이 밭고 건망증이 심하며, 가슴이 답답하여 잠을 잘 때 불안해하고 잘 놀라며, 식은땀이 나고 얼굴에 윤기가 없어지는 증상이 주로 나타난다.

맞춤 처방

- 질경이 50g에 물 4홉으로 달여 1~2주일 차처럼 마시면 된다. 이때 구기자의 생잎을 먹거나 구기자차와 함께 복용하면 좋다.
- 다시마 1근씩 달여 장기간 차처럼 마시도 된다.
- 맨드라미 줄기·뿌리·잎을 말려 물과 함께 달여서 하루 한 번 정도 마셔도 된다.
- 연의 열매 2~3개와 현미로 만든 죽을 2주일 정도 먹어도 된다.
- 오이를 두 쪽으로 가른 다음 씨앗을 제거하고 말린다. 이것을 1회에 1개씩 달여 차 대신 마시도 된다.

습진을 위한 자연식 요법

붉은 반점이 나타난 다음 점차 좁쌀 크기의 부스럼으로 변해 작은 물집으로 변한다. 그것이 터지면 분비물이 흐른 뒤 노란 딱지가 앉는다. 그러나 만성습진일 경우는 딱지가 제거되어도 전처럼 되풀이되면서 잘 낫지 않는다. 이것이 되풀이될수록 피부가 지저분하게 변한다. 습진은 장 안에서 이상을 일으키면서 다양한 독소를 발생시킨다. 또한 변비가 되면서 노폐물까지 몸 안에 정착시킨다. 이것들은 혈액을 더럽히는 조건이 되는데, 혈액이 탁해지면 간장, 신장에 장애가 나타나고, 피부의 생리 기능 또한 떨어진다.

일단 습진이 생기면 피부의 저항력이 떨어지고 습진 자체가 다른 곳으로 퍼지면서 웬만해서는 낫지 않는다. 습진의 발병 원인은 동물성 단백질 식품과 백미와 백설탕의 과다 섭취에 있다.

주식

현미밥현미 8 · 율무 1 · 검정콩 1의 비율을 짓거나 율무와 현미수프도 효과적이다. 먹을 때 검정깨소금을 듬뿍 넣으면 된다.

부식

된장 · 부추 · 파 · 양파 · 당근 · 호박 · 토마토 · 녹미채 · 미역 · 큰 신말 · 벌꿀 · 각종 미네랄

기타 부식

오이 · 셀러리 · 파슬리 · 소엽 · 그린아스파라거스 · 양배추 · 소송채 · 표고버섯 · 강낭콩 · 순무 · 배추 · 캘리플라워 · 콩나물 · 말차

약초차

연전초 · 감초 · 구기자 · 율무를 차 대신 달여 마신다.

야채주스

소송채 · 양배추 · 샐러드채 · 파슬리 · 당근 · 치코리 · 셀러리 · 상치 · 크레스 · 소엽 · 말 차에 사과, 레몬, 벌꿀을 첨가하면 좋다. 이때 매실 농축액을 넣으면 약효가 더 좋아진다.

암을 위한 자연식 요법

암의 원인은 많지만 혈액이 청결하지 못하거나 혹은 식생활의 변화와 공해 때문에 발병하는 경우가 대부분이라고 한다. 또한 과도

의 흡연이 폐암의 원인이라고 하지만 이것도 정확한 것이 아니다. 예를 들면 줄담배를 피우는 사람이 폐암에 걸리지 않는 것과, 담배를 피우지 않아도 폐암에 걸리는 경우가 그것이다. 따라서 암이 발생하느냐 않느냐는 체질에 달려 있고 그 체질은 음식의 질에 따라 결정된다.

주식

현미밥현미 8 · 율무 · 검정콩 · 팥 2의 비율을 지어 먹거나, 현미 수프, 율무와 마름 열매의 중탕도 좋다. 검정깨소금을 쳐서 씹어 먹으면 된다.

부식

별꽃 · 명아주 · 쑥 · 소루쟁이 · 달래 · 약메밀 · 질경이 · 창출 · 별꽃풀 · 괭이밥 · 구기자 · 칡 · 쇠비름 · 날된장 · 미역 · 다시마 · 당근 · 우엉 · 연뿌리 · 표고버섯 · 송이버섯 · 무더기버섯 · 무즙 · 해바라기 기름

기타 부식

매실 · 목이 · 소엽 · 샐러드채 · 호박 · 토마토 · 감자 · 머위 · 캘리플라워 · 옥수수 · 양배추 · 미나리 · 칡가루 · 작은 고기 · 새우

약초차

삼백초 · 사철쑥 · 감초 · 율무 · 구기자 · 지치 · 별꽃풀 등을 달여서 차 대신 마신다.

야채주스

그린아스파라거스 · 당근, · 미나리 · 셀러리 · 크레슨 · 벌꿀에 잰 마늘 · 다시마물 · 말차 등에 사과나 귤을 첨가해서 마시면 좋다.

건강식품
배아 · 엽록소 · 효소 · 인삼 · 로열젤리

요로결석을 위한 자연식 요법

소변 성분 중 물질이 돌처럼 단단하게 굳어져 점차적으로 커지면서 요로에 걸리거나 염증을 일으켜 나타나는 질환이다. 결석이 생기는 곳은 거의 신우인데, 결석이 신우 속에서 자라 꽉 막는 경우도 있다. 그렇지만 대부분 작았을 때 아래로 내려와 점점 커지면서 목이 좁은 요관에 걸린다. 요관에 결석이 걸리면 오줌이 아래로 흐르지 못해 신우에 내압이 높아져 산통이 나타난다. 다시 말해 산통과 혈뇨가 나타나면 결석증으로 생각해도 틀리지 않다.

산통이 일어나면 온 몸을 뒤틀면서 얼굴이 창백해지고 토하기까지 한다. 혈뇨는 염증이 일어나거나 결석으로 요로가 상해서 일어난다. 이것을 치료하는 방법은 식사 요법밖에 없다. 즉 혈액 속에 칼슘, 비타민 D, 수산을 과다 섭취했을 때 결석이 생긴다. 또한 아미노산의 일종인 시스틴이 소변 속에 섞이면 요로가 막힌다.

이것을 미연에 방지하기 위해서는 백미, 육식을 중지하고 현미, 채식을 하는 것이 효과적이다. 즉 혈액이 알칼리성으로 되면 결석은 저절로 녹아 배출된다. 특히 시금치·토마토·양배추·코코아·초콜릿 등은 결석의 원인이 되기 때문에 삼가는 것이 좋다.

주식

현미밥현미 8·검정콩 1·율무 1의 비율을 지어 수수떡, 풀떡에 배아나 검정깨를 얹어서 먹으면 된다.

부식

부추·당근·호박·파슬리·소엽·매실·레몬·녹미채·다시마·미역·당근·양배추·벌꿀

기타 부식

된장·잣·호두·표고버섯·송이버섯·우엉·참나물·순무·무·감자·사탕무·샐러드채·셀러리·오이·미나리·파·배추·콩나물·완두·말차·조개·성게

약초차

차풀·별꽃풀·결명자·삼백초를 달여 차 대신 마신다.

야채주스

샐러드채·미나리·토마토·셀러리잎과 줄기, 양배추·딸기·무 잎, 뿌리와 함께·당근·상치·파슬리·크레슨 등에 사과·귤·완두콩·파인애플·바나나·파파야·망고 등을 첨가해서 먹으면 좋다. 여기에 레몬, 벌꿀을 넣으면 한층 효과를 볼 수 있다.

요통을 위한 자연식 요법

요통의 원인을 살펴보면 다양한데, 원인별로 나누면 200종 이상이 된다. 그 중에서 심한 증세를 나타내는 요통으로는 추간판 이상으로 나타나는 경우가 대부분이다. 뼈와 뼈 사이에는 추간판이 있어 이것이 쿠션 역할을 한다. 이것의 탄력성이 약화되면 아래위 뼈의 압박을 받아 얇아지거나, 밖으로 튀어나와 근처에 있는 신경을 자극해 통증이 나타난다. 이럴 경우엔 비타민 B류가 많이 함유된 식품을 많이 섭취하면 신경계의 과민성을 제거해 준다. 또한 나트륨과 망간이 많이 함유된 식품을 섭취하면 신경의 염증이나 경련으로 나타나는 통증을 완화시켜 준다.

맞춤 처방
- 현미와 채식을 섭취한다.
- 뽕잎과 쑥 등을 달여 차 대신 마신다.
- 뽕잎·결명자·율무 등을 달여 차 대신 마신다.
- 솔잎·무의 마른 잎, 창포, 밀감껍질 등을 달인 물을 욕조에 넣어 몸을 담근다.
- 뒷걸음치기를 하면 추간판 헤르니아에 탁월한 효과가 있다.

에디슨병을 위한 자연식 요법

에디슨병은 내분기계 질환으로 호르몬의 장애로 나타나는데, 연령과 관계 없이 남녀 비슷한 숫자로 발병한다. 증상은 체중 감소·

근육약화 · 피로감 · 저혈압 등이며 때로는 피부색이 전반적으로 검게 변한다.

식이 요법

- 고단백, 중당질 식사를 권장하며, 단백질 식품은 매 식사 때마다 섭취한다.
- 비타민 B 복합체와 비타민 C를 보충한다.
- 고염 분식을 권장하는데, 염분 함량이 많은 염장류, 견과류 등이 좋다.
- 고칼륨혈증과 저칼륨 혈증을 방지하기 위해 식사를 통해 보충한다.

여드름을 위한 자연식 요법

여드름은 호르몬의 분비 장애와 위장 기능 등의 장애로 분비액이 피지를 통해 배출되지 못해 가슴 · 등 · 얼굴 등에 나타나는 것이다. 더구나 서구화된 식사 습관과 설탕, 지방이 함유된 식품을 많이 섭취해도 나타난다.

맞춤 처방

- 봉선화의 흰꽃과 박씨를 같은 양으로 넣어 찧은 다음 10일 정도 붙이면 된다.
- 삼백초를 달인 물을 15일 정도 마셔도 좋다.

월경 불순을 위한 자연식 요법

월경이 순조롭지 않은 부인병을 말한다. 월경의 주기가 일정하지 않거나 정상적인 주기 일수를 벗어나는 경우와 출혈량이 고르지 않은 경우가 있다.

맞춤 처방
- 맨드라미 · 겨자 · 버섯 · 호두 · 잉어 · 봉선화 · 말린 쑥
- 민들레 말린 것 5g을 물 5홉으로 달여 매 식전에 마신다.
- 다시마를 달여서 차처럼 마신다.

위궤양, 십이지장궤양을 위한 자연식 요법

건강한 위장은 점막으로 보호되어 있다. 궤양이란 위의 점막이 헐어서 문드러진 상태를 말한다. 또한 십이지장에 궤양이 생기는 것은 위액 중 염산이나 펩신 등 소화효소 작용 때문이다. 증세는 위기 찌르는 듯한 경련과 함께 고통이 나타난다. 고통은 식후에 곧바로 나타나는 경우, 식후 30분~1시간에 나타나는 경우, 공복시에 나타나는 경우가 있다. 위궤양의 증상은 명치 부근에 통증이 나타난다. 이 밖에 흔한 증세로는 트림이 자주 나면서 명치가 아프고 구토와 변비까지 나타난다.

주식
현미밥 현미 8 · 율무 1 · 검정콩 1의 비율을 할 때, 검정콩을 넣으면 좋다.

부식

양배추 · 아스파라거스 · 토마토 · 감자 · 캘리플라워 · 당근 · 양파 · 오이 · 순무잎 · 다시마 · 김 · 녹미채 · 표고버섯 · 송이버섯

기타 부식

호박 · 벌꿀 · 미나리 · 소송채 · 샐러드채 · 배추 · 콩나물 · 순무 · 머위 · 상추 · 캘리플라워 · 강낭콩 · 지두

약초차

감초 · 율무 · 쑥 · 결명자를 달여 차 대신 마신다.

야채 주스

샐러드채 · 미나리 · 토마토 · 셀러리잎과 줄기 · 양배추 · 딸기 · 무잎, 뿌리 함께 · 당근 · 상치 · 파슬리 · 크레슨 등에 사과 · 귤 · 완두콩 · 파인애플 · 바나나 · 파파야 · 망고 등을 첨가해서 먹으면 좋다.

위산 과다를 위한 자연식 요법

위액의 분비 과다로 기초 위산 분비량, 최고 위산 분비량이 일정치 이상을 나타내는 증상을 말한다. 즉 체질과 음식물로 위가 자극을 받아 위 속의 산이 입으로 올라오고, 위에서 분비되는 산의 양이 많아 위의 산도가 정상보다 높은 데서 오는 증상이다.

식이 요법

- 규칙적인 식사와 과음, 과식을 하지 않는다.
- 위액 분비 지연을 위해 지방질을 섭취한다.
- 저 섬유질 식사는 위액 분비 억제 효과가 있다.
- 소화에 유익하고 영양흡수가 잘 되는 음식을 섭취한다. 예를 들어 밥·빵·면 등 기호 식품이 좋다.
- 지방은 유화지방 식품 섭취가 가장 좋다. 예를 들면 양질의 버터를 육류와 어류에서 섭취한다.
- 차가운 우유는 피한다.
- 자극이 강한 식품은 삼가야 한다.
- 섬유질이 많거나 신맛이 강한 과일은 먹지 말아야 한다.

고정 섭취 식품

계란·두부·흰살생선·닭고기 연한 것·넙치·도미·크림·버터·우유·난황

삼가야 할 식품

사과·밀감·레몬·단맛이 강한 과자류·겨자·카레가루·후추·생강·고추·염어·젓갈·육류·지방이 많은 생선·우엉·죽순·파·부추·김치·단무지·카페인·탄산음료·커피·홍차·사이다·콜라

위 아토니와 위하수을 위한 자연식 요법

위 벽의 긴장감이 풀리고 소화력이 떨어지며 위의 내용물을 장쪽으로 보내는 힘이 약화된 상태를 말한다. 증상으로는 위의 활동이 약해 먹은 것이 오래도록 위 속에 남아 있어 불쾌하다.

위하수증은 위가 배꼽보다 아래로 처진 것인데, 골반 속으로 위가 들어간 상태를 말한다. 즉 위 근육의 긴장의 약화로 일어난 병이다. 대부분 위 아토니를 합병하고 있으며 장이나 신장 등의 장기 하수를 동시에 일으킬 수도 있다. 증상은 변비가 나타나고, 식후 1시간쯤 지나면 만복감, 압박감이 나타난다. 또한 목에 무엇이 걸린 듯 하고 배에서 출렁거리는 소리가 난다. 잠을 이루지 못하고 어깨가 결리면서 시력까지 떨어지며 신경질을 낸다.

주식
현미밥현미 8 · 팥 1 · 들깨 1의 비율을 지어 먹는다.

부식
참마 · 백합뿌리 · 된장국 · 청국장 · 연뿌리 · 당근 · 무즙 · 바지락 · 미역 · 녹미채 · 마른 김

기타 부식
표고버섯 · 파슬리 · 우엉 · 감자 · 왕파 · 완두콩 · 잠두 · 배추 · 콩나물 · 오이 · 머위 · 샐러드채 · 살구 · 딸기 · 매실

약초차

결명자 · 감 · 이질풀 · 구기자를 달여 차 대신 마신다.

야채주스

샐러드채 · 미나리 · 토마토 · 셀러리잎과 줄기 · 양배추 · 딸기 · 무 잎, 뿌리 함께 · 당근 · 상치 · 파슬리 · 크레슨 등에 사과 · 귤 · 완두 콩 · 파인애플 · 바나나 · 파파야 · 망고 등을 첨가해서 먹으면 좋다.

위염급성을 위한 자연식 요법

위의 점막에 생기는 염증성 질환을 말한다. 급성은 폭음 · 폭식 · 자극물의 섭취 · 병원균의 독소 · 스트레스 등으로 나타나고 만성은 불규칙적인 식사, 약물 치료의 부작용, 유전적 요소 등으로 발생한다.

식이 요법

- 구역질이나 구토가 심할 때는 위의 내용물을 제거하고 1~2일 간 절식하면 된다.
- 절식하는 기간 중 심한 설사가 나타나면 탈수 현상이 있기 때문에 보리차 등으로 수분을 공급해야 한다.
- 식욕이 나면 자극이 적은 유동식을 거쳐 반유동식, 연식으로 바꾸면 된다. 만약 상태가 양호해지면 보통식으로 바꾸면 된다.
- 증상이 가벼우면 음식물을 토한 다음 안정을 취하면 된다.
- 미음은 짧은 기간 동안만 먹는데, 이것은 위의 부담을 덜어 주기 위해서다.

- 죽은 회복되는 정도에 따라 농도를 조절하는데, 영양가를 높이기 위해 계란, 우유 등과 함께 먹는 것도 좋다.
- 연식은 찐 것, 간은 싱겁게 한 음식으로 하되 향신료를 배제한다.
- 너무 뜨겁거나 차가운 음식은 피한다.
- 비타민을 섭취를 위해 과일을 먹는다.

고정 섭취 식품

보리차 · 엽차 · 물 · 죽5부, 7부죽 · 버터 바른 토스트 · 오트밀 · 계란 찜 · 흰살생선 · 카스테라 · 바나나 · 핫케이크 · 면 · 계란 · 두부 · 야채 · 전죽 · 부드러운 살코기 · 토스트 · 진밥 · 닭고기 · 쇠고기 · 콩익힌 것 · 야채 샐러드 · 오이

좋은 식품

계란 · 우유 · 시금치 · 감자 · 무 · 당근 등 연한 채소 · 넙치 등 흰살 생선

삼가야 할 식품

콜라 · 사이다 · 커피 · 알코올 · 볶은밥 · 라면 · 볶은 콩 · 힘줄이 많고 질긴 고기 · 훈제류 · 베이컨 · 햄 · 케이크 · 오징어 · 문어 · 채소 · 우엉 · 죽순 · 고사리 · 콩 · 팥 · 해조류 · 커피 · 술

주식

미음 · 죽 · 빵 · 삶은 국수 · 저민 고기 · 닭가슴살 · 계란반숙 · 두부 · 야채 · 감자 · 해조류 · 버섯

부식

우유 · 요구르트 · 과일 · 통조림 · 과일 주스 · 과자

이하선염유행성을 위한 자연식 요법

멈프스 바이러스의 감염에 따른 이하선의 염증을 말한다. 2~3주일의 잠복기를 거쳐 귀 밑의 이하선이 부어오르고 열이 나며 고환염, 난소염을 일으키기도 한다. 치유 뒤에는 평생 면역이 되는 제2종 법정 전염병이다. 이하선염은 특효약이 없기 때문에 생활과 식이 요법이 매우 중요하다.

식이 요법
- 부종이 심하고, 열이 있으면 안정을 취하고 수면을 청한다.
- 음식은 타액의 분비를 촉진하는 고단백질, 고지방 식품을 피한다.
- 신맛이 나는 음식, 자극성 물질을 피한다.
- 음식은 유동식이 좋은데, 타액 분비가 잘 안되어 음식을 씹으면 통증이 따르기 때문이다.
- 부위에 얼음찜질도 좋지만 미지근한 물에 담근 수건을 이마 위에 얹어 준다. 이때 20% 붕산수를 습포에 담아 50도 정도 데웠다가 사용하면 효과적이다.
- 입 안의 청결을 위해 양치질한다.
- 국소에 냉온 습포를 하면 좋다.
- 수막뇌염이 동반하면 구토가 심해지는데, 이때 수분과 전해질

을 공급하면 된다. 췌장염이 합병할 때는 2~3일간 수분 및 전해질을 공급 해주면 된다.

인공투석을 위한 자연식 요법

인공신장 등의 신장 기능 대행 장치를 이용한 신부전 치료법을 말한다. 혈액을 체외로 꺼내어 노폐물을 제거하고 필요한 전해질 등을 보급한 다음에 체내로 되돌려보낸다. 약물 중독이나 심한 부종 등에도 사용된다.

식이 요법
- 투석 전엔 단백질을 피하고, 투석 요법 중엔 양질의 단백질을 섭취한다. 만약 혈액 투석일 땐 주 2회에 50~60g을 섭취하거나 주 3회에 60~80g을 섭취하면 된다.
- 고혈압·부종·심부전 등의 합병증의 유무에 따라 염분의 섭취를 조절한다.
- 염분의 제한이 엄격할 때는 가공식품을 먹지 않는다.
- 투석 중인 환자에게는 수분도 제한해야 한다.
- 투석과 다음 투석 중간에 혈압 및 체중을 측정해야 한다. 이것은 수분 섭취량의 지표로 삼기 위해서이다.
- 에너지는 부족하지 않도록 섭취해야 한다. 보편적으로 2000 kcal 30~40kcal/체중 kg 정도가 좋다.
- 음식물에서 섭취하는 칼륨량을 조절해야 한다.
- 음식물에 함유된 인을 제한해야 한다.

- 복막 투석을 장기간 실시할 때는 저칼륨 혈증에 걸리지 않도록 해야 한다.
- 기름기 있는 음식, 단맛이 강한 음식을 피한다.

고정 섭취 식품

고기 · 생선 · 계란 · 우유 · 차 · 주스 · 홍차 · 커피 · 알코올 · 과일 · 면류 · 수프 · 된장국 · 면 · 과일 · 감자 · 야채류

주식

밥 · 빵 · 면 · 대두 · 콩제품 · 해조 · 버섯 · 감자 · 호박 · 야채 · 고기 · 어패류 · 계란

부식

과자

임신중독증을 위한 자연식 요법

임신으로 인하여 신장이나 순환기 등의 기관에 생기는 이상을 말한다. 부종 · 단백뇨 · 자간 등의 증상이 나타난다.

주식

고기 · 어패류 · 계란 · 녹황색 채소 · 대두 · 콩 제품 · 야채 · 감자 · 호박

부식
우유 · 유제품 · 과일

장 수술 후 회복 요법을 위한 자연식 요법

장 수술 후에는 소화 흡수 능력이 떨어지기 때문에 음식물에 대한 특별한 관심이 따라야 한다. 특히 대장수술 후에는 수분의 흡수 능력이 떨어지기 때문에 많이 섭취하면 설사나 묽은 변이 나타날 수가 있다.

식이 요법
- 식물섬유 식품을 피해야 하는데, 식물섬유는 장에서 가스를 발생하기 때문이다.
- 지방의 섭취를 되도록 피한다. 기름기 있는 음식을 섭취하면 소화 흡수가 안 되고 설사나 지방변이 나타나기 때문이다.
- 적당한 단백질과 열량을 공급한다.
- 각종 비타민, 미네랄을 보충한다.
- 수술 직후엔 소화 흡수 능력을 확인하면서 식사를 조절한다. 식사는 1일 3회, 규칙적으로 섭취한다.
- 강한 맛이나 향신료 등 자극성 물질을 피한다.
- 지나치게 뜨겁거나 찬 음식을 삼가 한다.

고정 섭취 식품
계란 · 콩 · 두부 · 생선

소량 섭취나 삼가야 할 식품

수분 · 차 · 국 · 음료수 · 튀긴 음식 · 볶은 음식 · 중국 음식

주식

밥 · 빵 · 면 · 고기 · 어패류 · 대두 · 콩 제품 · 감자 · 호박

부식

우유 · 유제품 · 과일 · 과자

장염급성을 위한 자연식 요법

창자의 점막이나 근질에 나타나는 염증을 말한다. 세균 감염이나 폭음과 폭식 등으로 복통 · 설사 · 구토 · 복명 · 발열 등이 나타난다. 급성과 만성이 있는데 거의 급성이다.

식이 요법

장염을 치료하기 위해서는 잠시 동안 장을 쉬게 하거나, 자각 증상이 심해지면 약을 복용하지만, 보편적으로는 1~2회의 식사를 거르면 해결된다.

- 설사 증상이 나타나면 처음 24~36시간 동안 금식한다.
- 이후 유동식, 연식으로 교체하면 된다. 즉 미음처럼 담백하고 소화가 잘 되며 부드러운 음식부터 먹으면 된다.
- 장기간 설사는 빈혈 · 영양 부족 · 체중 감소 등이 나타나기 때

문에 고단백이나 고열량식으로 보충하면 된다.
- 장의 점막에 기계적, 화학적 자극을 주지 않아야 한다.
- 지방과 섬유소를 조절한 식사가 좋다.
- 설사로 인한 탈수증의 방지를 위해 따뜻한 물을 마시면 좋다.
- 3~4일 지나서 설사가 가라앉으면 보통식으로 하면 된다.
- 향신료나 뜨겁거나 찬 음식을 피한다.
- 볶은 음식, 튀긴 음식 등을 피한다.

고정 섭취 식품
콩 · 두부 · 치즈 · 계란 · 쇠고기 · 닭고기

소량 섭취나 삼가야 할 식품
콜라 · 사이다 · 술

삼가야 할 식품
고추 · 후추 · 우유 · 고기 수프 · 채소 수프 · 신맛이 강한 과일

주식
미음 죽3부죽 · 5부죽 밥 보통으로 섭취

부식
채소 삶은 것 · 계란반숙 · 지방이 적은 생선 · 과자 · 요구르트

장염만성을 위한 자연식 요법

창자의 점막이나 근질에 나타나는 염증을 말한다. 세균 감염이나 폭음과 폭식 등으로 복통·설사·구토·복명·발열 등이 나타난다. 급성과 만성이 있는데 거의 급성이다.

식이 요법
- 영양가가 높은 소화에 좋은 음식을 먹는다.
- 설사가 주 증상으로 자극성이 적은 식사가 좋다.
- 양질의 단백질·비타민·무기질 들을 섭취한다.
- 고섬유질의 섭취를 피해야 한다.
- 폭음·폭식·약물지사제의 남용을 피해야 한다.
- 뜨겁거나 차가운 음식을 피한다.

고정 섭취 식품
미음·야채 수프·된장국·육류·감자·호박·두부·당근·시금치·무·고구마·감자·식빵·계란·바나나·흰살 생선·국수·닭고기·육류·야채·식빵·두부·우유·버터·계란

소량 섭취나 삼가야 할 식품
사이다·콜라·생과일

삼가야 할 식품
무·감자·콩·해조류·근채소류·우육·돈육의 기름기, 튀긴 음식

저혈압을 위한 자연식 요법

저혈압을 치료하기 위해서는 약에 의존하기보다 일상 생활과 식사를 개선해 주는 것이 훨씬 좋다. 그러기 위해서는 균형 잡힌 식사를 하는 것이 식사 요법의 기본이다. 즉 각 영양소를 적극적으로 섭취해 고에너지로 체중 증가를 꾀하면 된다. 특히 마른 사람일 땐 저혈압증이 많기 때문에 체중을 조절하면 건강해지고, 동시에 혈압도 점차적으로 상승한다.

식이 요법
- 식욕이 없을 땐 식습관이나 기호에 맞게 식품을 섭취하면 된다.
- 정상적인 라이프 사이클과 규칙적인 식사가 좋다.
- 신체 조절에 필요한 단백질·비타민·미네랄 함유식품을 먹는다.
- 식욕이 부진하면 입에 맞는 식품이나 먹기 쉬운 식품부터 섭취하면 된다.
- 하루에 1번 정도 땀을 흘릴 수 있도록 운동하는 습관을 기른다.
- 소화가 잘 되는 유화지방을 섭취한다. 즉 지방이 많은 고기나 생선은 피하고, 유화지방 식품을 섭취해서 에너지를 높인다.
- 소화 흡수가 빠른 당질 식품과 비타민류를 많이 섭취한다.
- 커피나·알코올·향신료 등으로 식욕을 돋우지 말아야 한다.
- 칼륨이 많이 함유된 식품을 조절해서 먹는다.

고정 섭취 식품

버터 · 마요네즈 · 식물성기름 · 드레싱 · 곡류 · 감자 · 콩 · 야채 · 과일 · 치즈 · 우유 · 두부 · 콩 · 시금치 · 사과 · 과일류

삼가야 할 식품

야채주스를 매일 마시면 안 된다.

주식

밥 · 빵 · 면 · 고기 · 어패류 · 계란 · 콩제품 · 감자 · 호박 · 해조류 · 버섯 · 야채

부식

과일 · 알코올 · 탄산음료 · 우유 · 유제품 · 과자

전립선 비대증을 위한 자연식 요법

전립선은 요도를 싸고 존재하는데, 내선과 외선으로 구성되어 있다. 내선은 요도가 마르지 않도록 분비물을 내고 외선은 정액의 성분을 만든다. 고환이 위축하여 여성호르몬의 비율이 증대하면 근육조직이나 결합조직이 증식하면서 내선을 둘러싸 선종이 만들어진다. 이것이 전립선의 비대증이다.

한마디로 배뇨가 원활치 않은 것이 전립선 비대증의 주요한 증세다. 즉 배뇨를 해도 시원하게 배설되지 않고 남아 있다. 한마디로 소변을 배설하기까지 시간이 걸리고 끝나기까지도 시간이 걸린다.

소변이 나오더라도 개운치 않다. 이런 증상의 초기에는 목마름·식욕 부진·위장 장애·변비 등을 나타나고 점차적으로 진행되면 소변까지 나오지 않는다.

전립선 비대를 방지하기 위해서는 온 몸을 젊게 만들어야 한다. 이에 위장의 기능을 튼튼히 하고 혈액이 알칼리성이 되도록 하며 혈액 순환을 원활하게 해 주는 것이 중요하다.

식사 요법

주식
현미밥현미 8 · 율무 1 · 검정콩 1의 비율을 짓거나 메밀국수나 메밀반죽식품도 효과적이다.

부식
당근 · 마늘 · 된장 · 매실 · 무즙 · 표고버섯 · 무더기버섯 · 소엽 · 참나물 · 양배추 · 미역 · 다시마 · 녹미채

기타 부식
팥 · 청국 · 동과 · 토마토 · 양배추 · 배추 · 시금치 · 연뿌리 · 파 · 양파 · 마늘 · 오이 · 파슬리 · 호박 · 셀러리 · 상치 · 순무 · 딸기 · 말차

약초차
별꽃풀 · 율무 · 삼백초 · 쑥을 달여 마신다.

야채 주스

샐러드채 · 미나리 · 토마토 · 셀러리잎과 줄기, 양배추 · 딸기 · 무 잎, 뿌리 함께, 당근 · 상치 · 파슬리 · 크레손 등에 감귤류를 첨가해서 먹으면 좋다.

정서 장애를 위한 자연식 요법

외계와의 감정적인 적응이 정상적으로 이루어지지 않아 나타나는 장애를 말한다. 그 증상으로는 손톱을 물어 뜯는 것부터 가출이나 자살하는 중증까지 있다. 다시 말해 뇌와 몸에는 장애가 없다고 한다. 그렇지만 그만큼 신경계가 쇠약하다는 것이다. 따라서 식생활을 개선함과 동시에 부모의 심한 간섭을 피하는 것이 좋다.

주식

현미밥현미 8 · 팥 1 · 검정콩 1의 비율을 짓고 반드시 검정깨소금을 쳐서 먹어야 한다.

부식

된장 · 우엉 · 연뿌리 · 당근 · 백합뿌리 · 부추 · 파 · 양파 · 녹미채 · 미역 · 김

기타 부식

마 · 마늘 · 매실 · 부추 · 셀러리 · 소엽 · 오이 · 표고버섯 · 땅두릅 · 양하 · 배추 · 소송채 · 시금치 · 샐러드채 · 콩나물 · 호박 ·

무 · 벌꿀 · 작은 고기 · 새우 · 고사리

약초차
감초 · 소엽 · 질경이 · 별꽃 풀을 달여 차 대신 마신다.

야채주스
샐러드채 · 셀러리 · 소엽 · 파슬리 · 당근 · 상치 · 크레슨 등에 사과 · 감귤류를 첨가해서 마시면 좋다.

지방간을 위한 자연식 요법

지방간은 도리어 안정이 해로워 적당한 운동과 식이 요법을 병행하면서 근원을 치료해야 한다. 따라서 간장에 축적된 지방을 제거하기 위해 섭취하는 열량을 조절해야 한다. 에너지가 부족하면 간장 안의 지방이 분해되어 지방이 제거된다.

식이 요법
- 간세포의 재생을 촉진하고 지방을 간장에서 혈액으로 방출하기 위해 단백질을 섭취한다.
- 간장의 대사를 원활하게 만들기 위해 비타민, 미네랄 함유 식품을 섭취한다.
- 체내에 체지방이 쌓이는 것을 예방하기 위해 식물성 기름을 섭취한다.
- 단맛 식품에는 체지방이 되기 쉬운 서당, 과당이 많기 때문에

피한다.
- 당질 식품의 섭취를 줄여 간에 지방이 쌓이는 것을 예방한다.
- 고에너지, 고단백식을 하면서 부족한 영양소를 적극적으로 섭취한다.
- 비만증일 경우엔 저에너지식으로 체중 조절을 해야 한다.
- 항상 표준체중을 유지한다.
- 과음, 과식을 피해 지방간을 미연에 방지한다. 그러기 위해서는 알코올 섭취를 피하는 것이 좋다.

고정 섭취 식품
생선 1조각 · 고기 60g · 계란 1개 · 두부 1/2모 · 우유 1개 · 우유 · 유제품 · 녹황색 채소 · 과일 · 차잎 · 효모/해조류 분말

소량 섭취나 삼가야 할 식품
설탕 · 과자 · 과일

주식
육류 · 어패류 · 계란 · 대두 · 야채 · 감자 · 호박 · 녹황색 채소 · 해조류 · 버섯

부식
우유 · 유제품 · 카페인 음료

천식을 위한 자연식 요법

　알레르기독이 기관지의 근육을 자극시키면서 콜록거리거나 호흡 곤란을 일으킨다. 최근에는 대기오염 물질로 기관지 점막이 끊임없이 자극되면서 과민 상태가 되어 알레르기가 나타난다. 특히 알레르기를 일으키기 쉬운 체질은 천식이 일어날 가능성이 매우 높다. 과거에는 어린이보다 어른에 많았지만 최근엔 어린이들에게도 많이 나타난다.

　증상으로는 발작적인 기침과 호흡이 곤란하며 가슴이 죄어지는 듯한 고통이 따라온다. 가래가 목구멍 깊숙이 걸려 있고 천식이 심하면 폐의 탄력성까지 없어진다. 이에 따라 들숨을 토해 내지 못해 공기가 폐에 쌓이면서 폐의 조직이 파괴될 가능성이 높다. 결국 폐의 순환 장애가 나타나고 심장까지 비대해지면서 약화가 된다. 이럴 때의 증상은 입술이 자주색으로 변하고 손발까지 차갑게 된다.

　알레르기에 의한 천식을 치료하기 위해서는 동물성 단백질 식품 · 정백식품 · 우유 · 백설탕 등의 섭취를 삼가야 한다.

맞춤 처방

- 오이즙을 수시로 복용해도 좋고 오갈피 열매도 효과가 있다.
- 오갈피 열매에 같은 분량의 물을 넣고 반 정도로 조린다. 조린 다음 열매를 제거하고 흑설탕을 넣어 충분히 달인다. 이것을 하루에 한두 번 1스푼씩 복용하면 된다.

축농증을 위한 자연식 요법

맞춤 처방
- 수세미 덩굴을 2cm씩 잘라서 볶는다. 1회 1순갈씩 소주 1잔에 타서 3회 마시면 좋다.

췌장암을 위한 자연식 요법

췌장암은 위장 뒤쪽에 위치한 췌장에서 발생한 암을 말한다. 췌장은 위장의 뒤쪽, 몸 한가운데에 있으며 길이가 20cm 정도다. 위·십이지장·소장·대장·간·담낭·비장 등의 장기에 둘러싸여 있고, 그 위치 때문에 암의 발견이 쉽지 않다. 췌장의 주된 역할은 췌액이라는 소화액을 만들고 호르몬을 만드는 것인데, 췌장암의 대부분 췌액을 운반하는 췌기관의 세포에서 발생한다

식이 요법
췌장암 수술 후 3~6개월간은 간 기능 장애가 남아 있기 때문에 간염과 비슷한 식이 요법을 실천하면 된다. 더구나 음식물이 역류해 담관염을 일으키는 경우가 있기 때문에 고열량 식품을 선택해 소량으로 섭취해야 한다. 더구나 통변이 원활하도록 하는 것도 잊지 말아야 한다.

식이 요법
- 식물섬유가 장 안에 들어가 내용물이 불어나거나 가스를 발생

시키기 때문에 섭취를 삼가야 한다.
- 수술 후에는 지방이 많은 음식물을 피하는 것이 좋다.
- 완치 수술일 경우엔 소화가 되지 않는 음식물을 가급적 피한다. 왜냐하면 장이 유착되기 쉽기 때문에 장폐색 수술 후 반년간 주의해야 한다.
- 췌장 전체나 일부를 절제한 수술 후에는 입원 중 혈당관리와 식사와 대량의 인슐린 치료를 받아야 한다.
- 비타민도 충분히 섭취해야 한다.

소량 섭취나 삼가야 할 식품
다시마 · 목이버섯 · 토란줄기 · 들깨 · 완두콩 · 고추 · 소시지 · 베이컨 · 식물성 기름 · 돼지기름 · 소기름 · 크림 · 땅콩 · 호두 · 천연 치즈

췌장염급성을 위한 자연식 요법

췌장에 생기는 염증을 말한다. 췌장의 괴사와 출혈이 따르며 몹시 배가 아프다. 술을 너무 많이 마시거나 췌관이 막혀서 생기는데, 활성화된 췌장효소가 빠져 나와 췌장의 조직으로 스며들면서 염증이 시작된다. 또한 담석증이 발생한다.

식이 요법
급성췌장염은 약물 요법과 절식이 원칙이지만, 꾸준한 식이 요법도 매우 중요하다.

- 금식과 함께 수분과 영양수액제를 투여한다. 즉 발병 후 1~3일간 금식하고, 정맥 안에 수분·전해질·당분·아미노산 등을 투여해야 한다.
- 경증일 땐 1~2일간 안정하면서 활동할 수 있지만 보편적으로 수일에서 일주일간 쉬어야 한다.
- 염증이 없어지고 입으로 음식을 먹을 수 있을 때 음식의 질과 양을 높인다.
- 췌액의 분비를 항진시키는 지방과 단백질 식품을 피하고, 당질 식품을 섭취한다.
- 점차 회복되면서 유동식에서 반유동식, 보통식으로 음식을 바꾼다.
- 유동식을 섭취할 때는 염분을 1일 3g, 회복기엔 염분을 평소보다 적게 섭취해야 한다.
- 유동식을 섭취해도 동통이 없다면 당질 식품을 섭취한다.
- 구토·설사·발열 등으로 탈수증이 일어나기 때문에 메스꺼움이 없어지면 수분을 조금씩 공급한다. 안정기에 접어들면 저지방의 단백질 식품을 섭취한다.
- 지방을 효과적으로 피하기 위해 저지방 식품을 섭취한다.
- 자극성 식품을 피한다.
- 음식은 천천히 잘 씹어 넘긴다.
- 소화력이 떨어져 있기 때문에 소화가 잘 되는 식품을 먹는다.

고정 섭취 식품
두부·흰살 생선·콩류·감자류·과일류

삼가야 할 식품
카레 · 고추 · 커피 · 알코올 · 향신료

주식
밥 · 빵 · 면 · 고기 · 어패류 · 대두 · 콩제품 · 야채 · 감자

부식
과일 · 우유 · 유제품 · 과자

췌장염만성을 위한 자연식 요법

췌장에 생기는 염증을 말한다. 췌장의 괴사와 출혈이 따르며 몹시 배가 아프다. 술을 너무 많이 마시거나 췌관이 막혀서 생기는데, 활성화된 췌장효소가 빠져 나와 췌장조직으로 스며들면서 염증이 시작된다. 또한 담석증으로도 발생한다.

만성췌장염은 약물 치료와 식이 요법을 비롯해 심리적 치료를 가미하면 개선되는 경우가 많다.

식이 요법
- 복통과 통증 등의 자각 증상이 심한 재발시기에는 금식한다. 이때 물을 마시는 것도 삼가야 한다.
- 회복기엔 유동식 · 반유동식 · 연식 · 보통식으로 식사를 교체한다. 교체 시기는 보편적으로 1~2주일이면 된다.
- 안정기에는 체력 회복과 간장을 치료해야 하기 때문에 영양식

을 섭취하기 위해 균형 잡힌 식사가 좋다.
- 부족한 탄수화물·단백질·비타민·미네랄·섬유소 등을 섭취하고, 지방 섭취는 피한다.
- 소화가 잘 되는 음식을 섭취하고, 음식은 데치거나, 끓이거나, 찌거나 해서 먹는다.
- 매일 규칙적인 식사와 떨어진 소화력을 높이기 위해 음식은 잘 씹어 넘긴다.
- 증상이 안정되면, 샐러드에 하루 1큰 숟갈 정도의 식물성 기름을 넣어서 먹는다.
- 자극성 식품은 피하는 것이 좋다. 예를 들면 향이 강한 야채, 탄산음료, 커피 등이다.
- 알코올 섭취는 췌장에 부담을 주기 때문에 금한다.

고정 섭취 식품
물·설탕물 미음·갈분탕·맑은 장국·주스·야채 수프·죽·빵·면·감자류·야채·과일·지방이 적은 난백·흰살 생선

삼가야 할 식품
커피·알코올·향신료·카레·고기

주식
밥·빵·면·고기·어패류·계란·대두·야채·감자·호박·버섯·해조류

부식
과일 · 우유 · 유제품 · 과자

치조농루를 위한 자연식 요법

이 질환은 잇몸조직이 곪아서 점차적으로 침해되어 가는 것을 말한다. 잇몸에 출혈이 있거나 이와 잇몸 사이에 고름이 나거나 잇몸이 붓거나 반대로 오므라들기도 한다. 통증이 없기 때문에 예사롭게 생각하는 경우가 많다. 하지만 질환이 진행되면 이가 흔들리고 치열이 나쁘게 되며 음식을 씹을 때도 힘이 없고, 잇몸이 붓고 통증이 심하다. 이와 함께 입냄새가 역겹게 나타난다. 이것이 더더욱 심해지면 이가 흔들리면서 모두 빠지고 만다.

치조농루는 치육염과 함께 나타나는 경우가 많다. 특히 이빨 뿌리에 음식 찌꺼기가 끼면 침의 성분이나 세균의 작용으로 인해 석회화되고, 그것이 잇몸을 자극해 염증을 일으키는 것이다. 이럴 경우엔 칼륨 · 염소 · 불소가 함유되어 있는 식품을 섭취하면 효과적이다. 또한 비타민 A · C · D를 포함하는 식품은 치질을 튼튼히 하고 규소, 칼륨이 많이 함유된 식품은 이뿌리를 튼튼하게 해 준다.

식사 요법
- 현미, 채식을 하고, 가지를 숯처럼 태워서 거친 소금을 섞어서 이와 잇몸을 마사지하듯이 닦는다. 그리고 구취도 제거된다.
- 건조시킨 별꽃을 가루로 만들어 거친 소금을 섞어서 이와 잇몸을 마사지하듯이 닦는다.

- 샐러드채나 셀러리를 상식해도 좋다.
- 연근을 즙으로 만들어 마신다.
- 솔잎을 하급차로 달인 즙에 거친 소금을 넣어 하루 몇 차례 양치질한다.

치질을 위한 자연식 요법

　직장의 항문의 점막 아래는 약 3cm쯤의 폭으로 그물눈처럼 생긴 정맥이 있다. 골반 안의 혈액은 모두 이곳을 거쳐서 심장으로 들어간다. 즉 정맥의 흐름이 나빠지고 울혈이 되면, 정맥이 혹처럼 늘어난다. 혹은 동시에 여러 개가 생기며, 내부에 생긴 혹은 배변할 때 밖으로 돌출된 채 속으로 들어가지 않기도 한다. 그렇지만 통증이나 고통이 없다.

　그러나 그곳에 세균이 감염되어 염증이 생기면 대단한 고통을 느끼게 된다. 심하게 되면 걸을 수도 앉을 수도 없는 상태가 된다. 이것이 터지면 출혈이 생기고, 배변할 때도 압박과 마찰로 인해 출혈이 생긴다. 한 번의 출혈은 적지만, 여러 번 되풀이 되면 빈혈을 일으키는 수가 있다. 이럴 경우엔 철이 많이 포함되어 있는 식품을 섭취하면 직장근육을 강화시켜 배변을 원활하게 해 준다. 특히 마그네슘, 비타민 D가 많은 식품은 변비를 치료하고 정맥혈의 울체를 예방해 준다. 또한 칼슘과 칼륨이 많은 식품을 섭취하면 혈액순환을 촉진시켜 울혈을 제거해 준다. 이 밖에 규소가 함유되어 있는 식품은 통증을 멈추게 해 준다.

맞춤 처방

- 민간 요법으로 현미와 채식을 하고, 딸기를 매일 하루 2~3개씩 먹으면 배변에 효과가 있다. 이때 검정깨와 녹미채를 함께 먹으면 더욱 좋다.
- 우렁이를 갈아서 메밀가루로 개어 국부에 붙여도 좋다.
- 매일 쑥을 달인 물을 욕조에 풀어서 허리 아래쪽만 담그는데, 상반신에 땀이 나올 때까지 담가야 한다..
- 목욕할 때, 탕 안에서 항문 둘레를 손가락 끝으로 천천히 지압한다.
- 배를 밑으로 하고 엎드려 골반 중앙 허리에서 미추골까지 약 2cm 간격으로 천천히 힘을 주어 열 번 되풀이해서 지압한다.
- 통증이 심할 때는 마늘을 석쇠에 구워 뜨거운 즙이 밖으로 나오면 거즈로 싸서 따뜻할 동안 환부에 갖다 대면 좋다.

탈모증을 위한 자연식 요법

머리카락이 빠지는 증상을 말한다. 선천적인 것 외에 노인성·비강성·신경성·약제성 등이 있다. 또한 원형 탈모증이 있는데, 이것은 머리털 일부가 원형으로 빠지는 피부병이다. 자율신경 장애·알레르기·스트레스·영양 장애 등이 원인이다.

맞춤 처방

- 배추씨 기름을 솜에 묻혀 머리카락이 빠진 부분에 발라 주면 된다.

- 검정깨를 볶아 장기간 복용해도 된다.

통풍을 위한 자연식 요법

통풍은 미식이나 운동을 하지 않고 생활하는 사람들에게 나타나는 병이다. 환자의 혈액 중 요산의 양은 정상인의 10~20배나 된다. 또한 귓불 등에 생기는 통풍 결절의 속과 관절액 속에는 요산염 결정이 들어 있다. 한마디로 통풍은 요산 대사에 이상이 생겨 나타나는 것이다.

그러나 통풍 특유의 증세는 어느 날 갑자기 엄지발가락 관절이 붓고 통증이 시작된다. 이런 통증이 반복되는 동안 여러 곳에서 관절염이 나타난다. 즉 발목·무릎·손목·어깨, 등의 관절이 붓거나 변형까지 된다.

더구나 요산은 관절이나 결절뿐만이 아니라 신장과 혈관 벽에도 쌓인다. 신장에 괴면 신장결석이나 신장경화증을 일으키고, 혈관에 괴면 동맥 경화나 고혈압이 된다. 통풍이 극도로 심해지면 손발은 자유롭지 잃고 결국 요독증과 뇌일혈, 심근경색 등을 일으켜 사망까지 이른다.

주식

현미밥현미 8·검정콩 1·율무 1의 비율을 지어 먹으면 된다.

부식

당근·셀러리·아스파라거스·오이·양배추·상추·시금치·

부추 · 미나리 · 파슬리 · 청채 · 순무 · 양파 · 녹미채 · 다시마 · 미역 등 해조류 · 연뿌리 · 감자

기타 부식
무 · 표고버섯 · 캘리플라워 · 춘국 · 소엽 · 사탕무 · 우엉 · 시금치 · 오이 · 호박 · 강낭콩 · 머위 · 양하 · 샐러드채 · 토마토

약초차
율무 · 결명자 · 쑥 · 소엽을 달여서 차 대신 마신다.

야채주스
연뿌리 · 그린아스파라거스 · 당근 · 미나리 · 파슬리 · 셀러리 · 샐러드채 · 양배추 · 토마토 · 상치 등에 사과 감귤류를 첨가하면 맛이 좋다.

편도선염을 위한 자연식 요법

편도선에 생기는 염증을 말한다. 감기에 걸리거나 환절기가 되었을 때 과로 등의 이유로 생긴다. 편도선이 벌겋게 붓고 음식물을 넘기기 힘들게 된다.

맞춤 처방
- 알로에 잎사귀를 갈아서 목에 붙이고 붕대로 감는데, 3~4시간마다 갈아 주면 특효가 있다.

폐결핵을 위한 자연식 요법

폐에 결핵균이 침입하여 생기는 만성 전염병을 말한다. 처음에는 거의 증상이 없다가 병이 진행됨에 따라 기침과 가래가 나오며 폐활량이 줄어들어 호흡 곤란이 나타난다. 대표적인 증세들은 발열·오한·식욕 감퇴·피로감 등으로 갑자기 몸이 마른다.

맞춤 처방
- 연과 돼지고기 300g씩을 달여 매일 3차례 먹으면 된다.

폐렴의 합병증
능흉·늑막염·폐농양·중이염 등이 나타난다. 이럴 경우엔 율무를 분말로 만들어 현미와 죽을 만들어 먹으면 된다. 해열에는 구기자 달인 것이나 민들레 뿌리를 달여서 먹으면 된다. 민들레 말린 뿌리와 잎을 하루 30g 정도 달여 3회로 나누어 마시면 효과가 있다.

피부의 가려움증을 위한 자연식 요법

가려움증은 인체의 어떤 부위를 막론하고 나타나지만, 그 중에서 남녀를 불문하고 어둡고 습한 생식기의 주변에 나타나는 경우가 많다. 가려움증의 원인은 물리적 인자, 기계적 인자, 화학적 인자 등이 있다. 한의학적인 원인은 체내에 독소가 생기는 경우와 오장 육부가 허약한 경우, 기생충 등 염증 매개 물질에 의해서 발생한다.

맞춤 처방

- 여성들의 외음부염이나 외음부가 가려울 땐 식초에 담근 쑥이나 달인 쑥물을 바르면 좋다.
- 남성들의 음낭 부위가 습하고 가려우면서 통증이 있을 땐 맨드라미씨를 달여서 씻으면 좋다. 항문주위가 가려울 때도 효과가 있다.
- 무좀으로 가려울 땐 후추와 오미자 가루를 섞어 물에 개어서 바르면 효과가 있다.

피부 질환을 위한 자연식 요법

피부는 외부 환경으로부터 침해하는 더위·추위·기계적 자극·화학적 자극, 자외선 등을 막아 준다. 뿐만 아니라 유효성분을 흡수하고 노폐물을 배출한다. 피부 자체는 내부에서 분비되는 피부지방과 땀이 뒤섞여 만들어진 산성의 막에 표면이 덮여 보호되고 있다. 이 막은 강한 살균 작용을 하고 있으며, 산성이기 때문에 체내의 노폐물을 원활하게 밖으로 배출시켜 준다. 그러나 피부생리에 이상이 발생하면 지방막이 얇게 되거나 알칼리화되어 피부의 저항성이 저하되고, 반대로 피부 표면에 부착된 유해물을 마구 끌어들인다. 이럴 때 피부에 장애가 나타나는 것이다.

이럴 경우엔 비타민 A·요오드·칼륨이 많이 들어 있는 식품을 섭취하면 건조하고 거칠며 가려운 것을 막아 준다. 나트륨이 들어 있는 식품을 섭취하면 부스럼을 고쳐 준다. 또한 칼슘, 규소가 많이 들어 있는 식품을 섭취하면 헐은 데나 궤양을 치료해 준다.

맞춤 처방

- 현미, 채식을 섭취한다.
- 무좀일 때는 환부를 깨끗이 하고 겨기름을 바르면 된다.
- 식초를 세숫대야에 넣어 따뜻하게 데운 다음 20분 정도 환부를 담가도 좋다.
- 삼백초 뿌리 다섯 개를 씻은 후 찧어서 짠 즙을 아침저녁으로 바르면 좋다.
- 여드름은 삼백초 달인 물을 차 대신 마시거나 생잎을 찧어 짠 즙을 세숫대야에 넣어 씻어도 된다.
- 복숭아잎을 짙게 달인 즙을 사람의 온도만큼 데워 세수해도 좋다.
- 면포일 때는 팥가루를 밥풀과 식초에 개어서 바르면 좋다.
- 가려울 때는 매초를 상용하면 된다.

화상을 위한 자연식 요법

열·화학약품·전기·방사선 등에 접촉하여 초래된 신체 손상을 말한다. 화상을 입었을 때 곧바로 소금물에 담그면 된다. 이것이 여유롭지 않으면 찬물에 담가 화기를 빼내야 한다.

맞춤 처방

- 찬물·알코올·소주 등으로 소독한 후 오이즙을 바르면 된다.

협심증을 위한 자연식 요법

심장부에 갑자기 일어나는 심한 동통이나 발작 증상을 말한다. 심장벽 혈관의 경화·경련·협착·폐색 등으로 심장근육에 흘러드는 혈액이 줄어들면서 일어난다. 이것은 가끔 심장 마비의 원인이 되기도 한다.

식이 요법

한번 발작으로 협심증으로 진단받은 사람은 재발 방지를 위해 심장에 부담을 덜어 주고 동맥 경화를 악화시키지 않도록 식생활을 개선할 필요가 있다. 발병 초기엔 육체적, 정신적인 안정을 취하는 것이 중요한데, 그러기 위해서는 1~2주일간 행동을 제한하고, 1주~10일 동안 주스만 먹으면 효과가 있다.

- 저나트륨·저칼로리·고칼륨식만 섭취한다.
- 발작을 유발할 수 있는 과로·정신적 스트레스·폭음·폭식 등을 피한다.
- 일정한 체중 조절을 위해 식사량을 조절한다.
- 규칙적인 생활과 함께 식후에 곧바로 활동하지 말아야 한다.
- 발작 시기엔 심장에 부담이 적고, 소화 흡수가 잘 되는 음식만 섭취한다.
- 저지방을 섭취해서 부정맥을 일으키는 원인을 제거한다.
- 염분 섭취는 하루에 7g 이하로 조절한다. 염분은 고혈압과 심장에 부담을 주기 때문이다.
- 음식은 잘 씹어서 넘기고, 여유롭게 먹는다.

- 변비를 막기 위해 식물섬유의 섭취가 풍부해야 한다.
- 콜레스테롤이 많은 식사는 피하고, 이와 동시에 과음 과식을 삼가야 한다.
- 목욕할 때는 목욕물은 미지근한 것이 좋다. 목욕 후 찬바람을 쏘이면 안 된다.

고정 섭취 식품

마늘 · 콩나물 · 좁쌀 · 보리 · 현미 · 들깨를 비롯해 미나리 · 쑥갓 · 시금치 · 양배추 · 상치 · 파슬리 · 당근 등의 주스

소량 섭취나 삼가야 할 식품

우유 제품

삼가야 할 식품

닭고기 · 정제 가공식품 · 흰밀가루 · 소금 · 설탕 · 커피 · 담배 · 술

주식

고기 · 어패류 지방이 적은 것 · 대두 · 야채 · 감자 · 호박 · 녹황색 채소 · 버섯 · 해조류 · 계란

부식

우유 · 유제품 · 과일

제5장
연령별, 체형별 자연식 요법

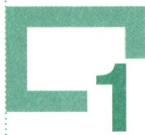 어린이 식이 요법

기본 식이 요법

성장기의 어린이기 때문에 신체에 필요한 영양소를 골고루 섭취하게 해야 한다.

① 단백질원이 되는 식품을 많이 섭취한다.
단백질은 양도 중요하지만 질적으로 양질의 식품 섭취가 중요하다. 다시 말해 신체를 구성하는 필수아미노산은 성장의 어린이에게 꼭 필요한 것이다.
② 비타민과 미네랄 섭취도 매우 중요하다.
③ 뼈와 이를 구성하는 칼슘과 철의 영양소의 섭취도 필요하다.
④ 하루에 필요한 에너지의 10~15%를 간식으로 섭취하게 한다.
⑤ 식사 전 반드시 손발을 씻는 등 청결한 상태를 유지해 준다.
⑥ 음식은 항상 잘 씹어 넘기도록 유도한다.
⑦ 만 6세 이전에 두뇌 발달을 위해 충분한 비타민을 섭취하게 한다.

고정 섭취 식품

① 필수아미노산 함유 식품인 고기·생선·계란·우유·두부·콩 등이다.
② 비타민 A·B·C와 미네랄 함유식품으로 참치·마가린·치즈·녹황색 채소·사과·귤·양배추·육류·현미 등이다.
③ 칼슘 함유 식품으로는 멸치, 우유 등이다.
④ 비타민 B_6·현미·육류·우유·계란·콩·과일·일반 곡류 등 식물성 식품·참치·송어·청어·연어 등 어류·빵·옥수수·햄·땅콩·호두 등 견과류

키를 크게 하는 식품

① 육류·쇠고기·닭고기·우유
② 난류·계란
③ 어패류·명태·멸치·참치·물오징어

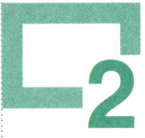
10대 식이 요법

기본 식이 요법

신체적으로 모든 부분이 급격히 성장할 무렵으로 신체 발달에 대해 각 영양소의 공급이 필요하다.

(1) 고단백, 고칼로식 등인데, 발육을 촉진하는 주성분인 단백질과 필수아미노산을 함유하는 식품을 많이 섭취한다.
(2) 갑상선호르몬의 기능을 높이는 데 필요한 요오드 함유 식품을 섭취한다.
(3) 성장호르몬과 관련이 있는 비타민 $B_2 \cdot C \cdot D \cdot$ 칼슘 등을 충분히 섭취한다.
(4) 성호르몬과 관련이 있는 비타민 $B_1 \cdot E \cdot F$ 등을 섭취한다.
(5) 신경이 지나치게 예민하면 신장 장애가 있기 때문에 비타민 $B_1 \cdot C \cdot$ 칼슘 등을 섭취한다.
(6) 영양소가 신체에 골고루 공급의 하기 위해 운동을 생활화한다.
(7) 수면 부족은 성장 장애의 요인이 되기 때문에 충분한 수면 7~8시간을 취하도록 한다.

고정 섭취 식품

(1) 필수아미노산 다량 함유 식품인 콩·두부·땅콩·강낭콩·소고기·치즈 등이다.
(2) 비타민 B_1 함유 식품인 육류·현미 등이다.
(3) 비타민 B_2 함유 식품인 우유·치즈·계란·현미·푸른 잎채소·육류 등이다.
(4) 비타민 E 함유 식품인 식물성 기름·양배추·감자·채소·견과류·현미·토마토·감귤류 등이다.

20대 식이 요법

기본 식이 요법

(1) 열량의 소모가 많은 시기이기 때문에 체중 조절을 위한 식생활 조절이 필요 없다.
(2) 20대 여성은 중년으로 넘어가면 칼슘 부족으로 골다공증이 초래될 수 있기 때문에 평소부터 칼슘 강화 식품을 적극 섭취한다.
(3) 청년기 신장. 158~159㎝, 체중 52.5~55㎏일 때의 하루 열량 권장량은 2000㎉이다.
(4) 매일 아침 식사를 거르지 말아야 한다.
(5) 여성들의 피부 미용에 효과가 있는 비타민을 충분히 섭취한다.
(6) 비타민이 많은 과일이나 야채를 매일 식사 때 1~2가지를 섭취한다.
(7) 25세 미만 여성이 섭취해야 할 칼슘 권장량은 1200㎎이다.
(8) 하루 필요 열량의 65%를 탄수화물, 15%를 단백질, 20%를 지방에서 섭취하면, 탄수화물은 1일 325g, 단백질 75g, 지방 44g이다.

(9) 현재 질병이 없을 때의 정상 체중 신장 105㎝을 유지한다.

고정 섭취 식품

(1) 칼륨 식품 · 저지방 우유 · 치즈 · 요구르트 · 칼슘 강화 주스 등을 섭취한다.
(2) 비타민 E 식품이 함유된 콩, 식물성 기름 · 양배추 · 시금치 · 계란 · 녹색 채소 · 정제하지 않은 곡류 등을 섭취한다.

소량 섭취나 삼가야 할 식품

(1) 카페인 음료 · 커피 · 콜라 · 홍차

# 30대 식이 요법

기본 식이 요법

(1) 30대 여성은 가정·일·육아 등으로 체력 소모가 많기 때문에 건강유지를 위한 영양 공급이 필요하다. 단, 35세 이후의 여성은 열량의 소모가 줄어들어 동일한 열량을 섭취해도 체중이 증가하기 때문에 영양적인 균형에 신경을 써야 된다.
(2) 체중이 표준 이상일 때는 평소 기름기 많은 음식, 고지방 식품 등의 섭취를 자제한다.
(3) 다이어트를 할 때는 간식보다 식사 횟수를 줄이면서 세 끼 식사를 한다. 간식은 스낵 종류 대신 과일이나 채소 등을 섭취해 영양 균형과 피부 건강에 신경 써야 한다.
(4) 기혼여성일 때는 임신 기능에 효과가 있는 비타민 E를 섭취한다.
(5) 남성 흡연자일 때는 비타민 C를 평소보다 2배 정도 섭취한다.
(6) 스태미나의 기본인 양질의 단백질을 충분히 섭취한다.

고정 섭취 식품

(1) 비타민 E 함유 식품인 시금치·정제하지 않은 곡류·계란·녹색 채소·식물성기름·콩·양배추 등을 섭취한다.
(2) 비타민 C 함유 식품인 감귤류·딸기·녹색채소·피망·토마토·감자·고구마 등을 섭취한다.
(3) 단백질 식품인 우유·치즈·두부·생선류·콩류 등을 섭취한다.

소량 섭취나 삼가야 할 식품

감자튀김, 짠맛이 있는 과자, 단맛을 내는 후식, 샐러드 소스 등이다.

삼가야 할 식품

고지방 우유, 기름기 있는 고기

 40~50대 식이 요법

기본 식이 요법

(1) 노동은 하루에 9시간 이내로 지켜야 한다. 이것은 스트레스나 과로로 인한 질병의 유발을 예방하기 위한 것이다.
(2) 성인병인 비만증·심장병·고혈압, 간염 등을 주의하기 위해 식이 요법을 실시한다. 예를 들면 심장병은 여성은 폐경기 이후에 걸리는 확률이 높기 때문에 특히 조심해야 한다.
(3) 매일 아침 식사를 거르지 말아야 한다.
(4) 과음을 삼가고 금연한다. 이것은 간과 폐의 질환을 유발하는 요인이 되기 때문이다.
(5) 지방은 총 섭취 열량의 25% 이내로 섭취해야 한다.
(6) 고지방 식품을 가능한 한 배제한다.
(7) 식품은 매일 30가지 이상을 골고루 섭취한다.
(8) 비타민 A·C·E 등을 충분히 섭취한다.
(9) 지나치게 짜거나 매운 음식을 삼가한다.
(10) 식사에서 동물성 지방을 억제하고 식물성 지방을 섭취한다.
(11) 스태미나의 기본인 양질의 단백질을 섭취한다.
(12) 지나치게 뜨겁거나 탄 음식을 삼가한다.

고정 섭취 식품

(1) 비타민 A·C 식품인 시금치·쇠간·돼지간·사과·귤·마가린·버터 등을 섭취한다.
(2) 단백질 식품인 우유·치즈·두부·콩·생선류 등을 섭취한다.
(3) 비타민 E 식품인 식물성 기름·감자·채소·견과류·감귤류·현미·토마토·양배추 등을 섭취한다.

소량 섭취나 삼가야 할 식품

(1) 동물성 지방·소기름·돼지기름
(2) 고지방 식품·다랑어·장어구이·정어리

6 60대 식이 요법

기본 식이 요법

(1) 항상 영양을 위해 균형 잡힌 식사가 필요하다.
(2) 소화 흡수가 잘 되는 음식을 선택하여 먹는다.
(3) 노년기의 열량 섭취는 총 1600-2200kcal 정도가 충분하다.
(4) 단백질·비타민·무기질을 같은 양으로 섭취한다.
(5) 정상 체중을 항상 유지하는 것이 중요하다.
(6) 인체의 신진 대사 촉진과 활력을 유지하기 위해 비타민류를 섭취한다.
(7) 노년기에 부족해지기 쉬운 칼슘과 철분을 섭취한다.
(8) 섬유질을 적당히 섭취하여 변비를 예방한다.
(9) 자극적인 양념 사용을 삼가한다.
(10) 지방을 많이 섭취하지 말아야 한다.
(11) 노년기의 건강 비결은 매일 소식하고 많이 움직이고 많은 사람과 접촉하고 많이 배설하고 충분한 휴식을 취하고 긍정적인 삶 등이다.
(12) 염분의 과잉 섭취를 조심한다.
(13) 과음 등을 피하고 규칙적인 생활이 필요하다.

(14) 수분 섭취를 충분하게 해 준다.
(15) 규칙적인 운동으로 노화를 방지한다.

고정 섭취 식품

(1) 비타민 함유 식품인 계란·간·녹황색 채소·우유·사과·감귤 등 과일류 등을 섭취한다.
(2) 단백질 함유 식품인 육류, 생선 혹은 우유매일 혹은 발효유·계란·치즈 등을 섭취한다.
(3) 철분 함유 식품인 살코기·간·시금치·무청·쑥갓 등을 섭취한다.

섭취해야 할 식품

(1) 식물성 기름·콩기름·들기름·참기름 등이다.
(2) 비타민 함유 식품인 기름기 많은 생선, 버터 등이다.

7 체형별 식이 요법

새우등 체형

증상

어깨와 등이 결리고 수면 곤란, 눈의 충혈, 안달하는 성격 등이 나타난다.

식이 요법

- 공복 시간을 짧게 하고 폭식을 삼가야 한다.
- 식전 10~30분간 누워서 휴식을 취한다.
- 하루 중 쌓인 피로를 반드시 푼다.
- 편식을 금한다.
- 지나치게 뜨거운 음식이나 차가운 음식은 피한다.

아랫배가 나온 체형

증상

수분의 과잉 섭취로 인해 내장이 늘어난 것으로 냉증전신, 허리, 가스가 참·방귀·피로·나른함·생리통·허리가 무거운 것이 나타난다.

식이 요법
- 몸을 냉하게 하는 음식이나 신 것을 피하는 것이 좋다.
- 피로를 느끼는 경우가 있기 때문에 레몬처럼 신맛을 내는 식품은 삼가하도록 한다. 그 대신 단맛의 음식을 먹으면 된다.
- 영양가가 높은 식품을 소화되기 쉽게 조리해서 먹으면 된다.
- 식전에 아랫배의 가스를 제거한 다음 식사를 한다. 제거 방법은 10~20분간 누운 자세에서 배 위에 손을 얹고 둥글게 시계 방향으로 누르듯 돌리면 가스가 제거된다.
- 수분은 1회 100cc 정도로 하여 수차례 마신다.
- 식사 섭취량은 600g 정도로 조절한다.

허리가 불룩한 체형

증상
아침보다 저녁 식사의 섭취량이 많거나 밤참을 먹으면 트림, 위에 가스가 참·생리통·어깨 결림 등이 나타난다.

식이 요법
- 평소 과식을 피하거나 저녁 식사를 많이 먹는 사람은 저녁 식사를 줄이는 아침 식사를 늘린다.
- 신진 대사를 원활하게 하기 위해 몸을 식히는 식품을 섭취한다.

- 대소변을 제때 보는 것이 노폐물의 배설에 좋다.
- 밤 늦게 야식을 피한다.
- 음식은 천천히 잘 씹어 먹는다.
- 단맛의 음식을 피해야 한다.

고정 섭취 식품

칼로리가 많은 식품인 고기 · 생선 · 야채 · 과일

제6장
자연식 요법으로 치료한 병들

관절 류머티즘

공기가 좋은 양평 땅에 살고 있는 나는 4~5년 전부터 빈혈 증세가 날마다 계속되었다. 예사롭게 생각하고 참다가 심해지는 바람에 병원에 들렀다. 담당의사는 나에게 그 증상은 저혈압에서 오는 것이라고 진단을 하더군요. 그 뒤 증상이 점점 심해지더니 관절염과 비슷한 상태가 되면서 무릎에 물이 괴고, 좌골신경통과 류머티즘 등이 되풀이되면서 변함없이 빈혈 증세가 지속되었습니다.

외출을 하면 곧바로 발이 피곤하고, 오랫동안 서 있으면 각기병처럼 손발이 노곤하고, 몸이 내 몸이 아닌 것처럼 나른한 권태감에 사로잡혀 의욕이 상실되고 무거운 것을 들 수가 없었습니다. 더구나 정좌하면 곧바로 발이 저리는 바람에 집 안에서는 스스로 몸을 처신조차 제대로 못 하는 답답한 나날을 보냈습니다.

그리고 그 원인이 빈혈에서 오는 것인지조차 알 수가 없었습니다. 더구나 머리가 항상 멍하면서 안정을 잃고 숙면할 수 없었습니다. 건강한 사람들은 피곤하면 숙면할 수 있는데, 내 경우는 도리어 피곤하면 할수록 잠자리가 좋지 않고, 숙면할 수가 없기 때문에 악순환이 되풀이 될 뿐이었습니다.

또한 기온이 내려가거나 추위가 심할 때는 손발에 통증을 느끼는 상태였습니다. 병원에서 정밀 검사를 받았지만 결과적으로 아무런 이상이 없다고 합니다. 그렇지만 다소 간식이 지나치면 혀가 거칠어지고 아무런 식욕이 없는 나날이 계속되었습니다. 머리카락이 빠지거나 머리를 긁으면 비듬이 우수수 떨어지는 것을 볼 때, 무언가 아주 나쁜 병에 걸린 것이 아닌가 하는 불안감이 엄습하곤 했습니다.

그때 이웃 사람으로부터 탈모나 비듬을 근본적으로 치료하는 좋은 곳이 있다고 소개를 받아서 몇 번인가 다녔습니다. 그곳에 다니는 동안 비듬이나 가려움은 그럭저럭 완화되기 시작했습니다.

그렇지만 그때뿐 변함없이 탈모는 계속 진행되자 옆 집 철이 아버지가 나에게 L건강클리닉에 가 보도록 종용해 지푸라기라도 잡아 보려는 심정으로 진찰을 받게 되었습니다.

검사 결과 내장 전체의 활동이 저하되어 있고, 혈액 순환이 원활하지 못하다고 했습니다. 그래서 원장 선생님으로부터 현미식에 대한 식사 지도를 받았습니다. 하지만 처음엔 망설여졌지만 밑져 봐야 본전이라는 생각에 원장님의 지시대로 실행했습니다. 그러자 어느 사이엔가 발에 붕대를 맨 것도 잊을 정도로 아픈 것을 의식하지 못하게 되었고, 그와 동시에 몸까지 가뿐하게 되면서 일을 하면 할수록 콧노래가 절로 나오는 뜻밖의 결과를 체험하게 되었습니다.

지금까지 고통 속에서 여름철이 가장 싫었던 나였지만, 올해는 아무리 더운 날씨라도 외출에 고통을 느끼지 않고 즐겁고 편안하게 지낼 수가 있었습니다. 이처럼 건강이란 돈을 주고도 사지 못하는 정말 귀한 것으로 지금의 건강을 얻게 된 것은 꿈 같은 일이지요. 원장님의 덕택으로 지금은 날마다 건강하게 지내고 있습니다.

비록 짧은 식사 요법으로 이렇게 빨리 좋은 결과를 얻게 된 저로서는 매우 행운아라는 것을 실감을 하고 있습니다. 차후에도 이와 같은 건강을 유지하기 위해서 한층 더 노력하려고 생각합니다.

교원병

어느 날 갑자기 엄습한 극통! 4년 전 나는 셋째 아이를 출산한 후 산후 회복이 나빠져 얼마 전까지 계속해서 산부인과에 다니고 있었습니다. 항상 피로가 풀리지 않았으며, 그러던 중 심한 탈모와 다리의 관절통을 비롯해 관절에 발진이 나타나 보행까지 곤란을 겪고 있었습니다.

그러나가 며칠 뒤부터 갑자기 발열과 심한 관절통과 근육통에 부정맥이라는 고통에 사로잡혀 몸을 움직일 수 없게 되어 가까운 병원을 찾아갔습니다. 당시 병원에서는 내과·외과·정형외과·피부과·부인과·이비인후과·안과·치과를 돌아다니면서 검사했습니다. 그 결과 적혈구는 보통 3분의 1, 혈침 항진·심장 비대·류머티즘 반응(+), LE세포(+), 단백질(+), 고혈압 기타 여러 가지가 진단되면서 담당 의사가 '교원병'이라고 했습니다. 그러면서 "이 병은 특별한 것이기 때문에 입원하는 것이 좋겠다."고 권고하여 나는 커다란 쇼크를 받았습니다.

입원을 하려고 했지만 마침 빈 병실이 없었기 때문에 자택에서 안정을 취하고 있다가 빈 병실이 생기면 연락하겠다고 했습니다. 하지만 난 빈 병실을 기다리는 동안 점적과 근육주사, 부신피질호르몬 등 기타 다섯 가지의 약을 복용하면서 검사를 되풀이했습니다. 그렇지만 이런 와중에 점차적으로 두통·귀 울림·경련·발작·레이노 현상 등을 비롯해서 어떤 때는 눈의 동공이 열려 사물이 보이지 않을 때도 있었습니다. 그 순간 나는 '이제 모든 것이 끝났구나' 하는 생각이 여러 번 들었습니다.

더구나 아이들을 보살펴 줄 수가 없었기 때문에 위의 두 애는 조부모가 계신 곳에 아래애는 어린이 집에 맡기고 겨우 입원해 치료를 받았습니다. 병실에는 같은 병을 앓고 있는 사람들이 있어, 좋은 벗이 되었습니다. 하지만 병이 점점 악화되면서 차례차례로 세상을 떠나는 것을 눈으로 목격할 때마다 깊은 슬픔과 놀라움이 반복되면서, '이번에는 나겠지' 라는 불안의 나날을 보냈습니다.

그래서 어떤 사람이 권해서 대학 병원으로 갔습니다. 한 차례 검사를 끝내고 약으로 병세도 대충 다잡아서 가족일도 마음에 걸려 일단 퇴원하기로 했습니다. 그렇지만 두 다리가 한층 더 통증이 심해 정형외과에서 진찰해 본 결과 발의 뼈가 변형되었음을 알고 코르셋을 사용했습니다.

피부에 차가운 감촉을 주는 코르셋를 대고 1주일에 한번 꼴로 병원에 다니던 중 딴 사람들이 호기심 어린 눈으로 쳐다봐 제대로 걸을 수가 없는 슬픔에 눈물이 마를 날이 없었습니다.

그러던 어느 날 친구들의 권고로 어느 대학 병원에서 정밀 검사를 받았는데, 이번엔 '전신성 에리테마토오데스' 라는 진단을 받았습니다. 이후부터 매월 전문의의 지시로 치료를 계속 받았지만, 병은 호전되지 않고 고만고만했습니다. 하지만 나는 현대 의학의 무력함과 불신을 느꼈던 적은 없었습니다.

그런데 지난해 4월, 어떤 사람으로부터 와세다 자연식센터의 지도를 받아 자연식으로 전환한 뒤, 몸의 상태가 좋아졌다는 이야기를 듣게 되었습니다. 나는 곧바로 그 센터를 찾아가 지도를 받고, 자연식 관련 책을 구입해 4월 26일부터 자연식으로 바꾸게 되었습니다.

자연식을 1주일쯤 했는데 나 자신도 모르게 온 몸이 가뿐하게 되고, 항상 두근거리던 심장이 정상으로 돌아 온 시간이 많아졌습니다. 그 전까지 도저히 돌볼 수 없었던 가사도 조금씩 할 수 있게 되었답니다. 또한 복원술을 받고 발병 이후부터 마비되어 얼음처럼 차갑던 발 끝에도 피가 통하기 시작해 붉은색을 띠게 되었고, 몇 차례의 복원술로 발의 아픔이 완전히 사라져 코르셋이 없이도 걸을 수 있게 되었습니다.

1973년 6월에 Y자연식센터 소개로 L선생님의 진찰을 받게 되었습니다. 선생님께서 현미·팥·율무 중심의 식생활에 강화 식품과 약초차를 말씀하시면서 "전신성 에리테마토오데스는 낫습니다"라는 자신에 찬 말씀까지 하셨습니다. 그때 난 비로소 내 병을 고쳐줄 수 있는 의사를 만나 너무나 가슴이 뿌듯했습니다. 그렇지만 한편으론 식사 요법만으로 난치병이 치료될 것인가라는 의구심이 들기도 했습니다.

그러나 미각이 없어 마크로바이오틱 요리책과 씨름하면서 바른 식사 요법을 속행했습니다. 2주일쯤 지나자 발열과 관절통, SLE 특유의 붉은 반점과 심장의 발작이 조금씩 완화되는 것을 스스로 느낄 수가 있었습니다.

3개월 지난 후 치료를 받았던 대학 병원에 찾아가 검사를 받았는데, LE세포(-)·류머티즘 반응(-)·단백(-)·영양 상태 등이 믿을 수 없을 만큼 좋은 결과가 얻었습니다. 6개월부터 혈압도 정상화되고, 이후 9개월이 되면서 점차적으로 모든 증세가 사라져 지금은 건강한 몸이 되었습니다.

1974년 4월 L선생님의 진찰에서도 완전히 치유되었다는 것을 알 수 있었으며, 현재까지 매우 양호해 몸 둘 바를 모르겠습니다. 몸이 좋아지면서 조금씩 K선생님의 정체 체조를 시작하여 현재는 매일 밤, 취침 전 30분 동안 20여 종류를 가족과 함께 하는 것도 즐거운 일과가 되고 있습니다.

　마지막으로 혈액의 정화를 가르쳐 주신 L선생님과 자연의학 선생님들께 깊은 감사를 드립니다. 또 식사 요법 중 차례차례 일어난 의문이나 불안에 대해서 H요리교실의 N선생이나 H선생과 상의할 수 있었던 것, 강피증이나 류머티즘, 고혈압을 훌륭하게 극복한 분들과의 체험담과 따뜻한 격려가 저에게 큰 도움이 되었습니다.

　현대 의학에서는 원인 불명, 치료 불명으로 병명조차 알지 못해 괴로워하고 계신 분들에게 저의 체험이 조금이라도 도움이 된다면 매우 다행으로 생각하겠습니다.

당뇨병

　오랫동안 투병 생활을 계속하면서 지방에서 서울까지 유명하다는 의사를 모두 찾아다닌 끝에 1946년 말 나는 절망의 선고를 받았습니다. 오늘 이 책에 저의 체험기가 실려 감개무량합니다.

　지금부터 약 20년 전 여름, 몸에 이상한 피로를 느껴 주치의에게 진찰을 받은 결과 당뇨병으로 진단되어 곧바로 국립병원에 입원했습니다. 날마다 검사가 계속되는 24일간을 병원에서 보냈습니다. 하지만 당시는 물자 부족으로 치료하는 데도 약이 없었으며 퇴원한 후에도 오로지 식사 요법만 전념했습니다. 그때 식사 요법의 한 예를 들어 보면 함수탄소가 없는 것이면 무엇이든지 좋은 줄 알고 위스키와 고기, 생선으로 배를 채웠습니다.

　얼마 뒤에 라스치논이란 당뇨약이 생겨 그것을 복용하면서 7~8년이 지났습니다. 하지만 몸은 점점 더 허약하게 되어 버렸습니다.

그러자 친척인 의사의 권고로 인천의 I검사센터를 찾아가 정밀 검사를 받고, 과학적인 설비와 간호사의 빈틈없는 간호에 감동하면서 반년이 지났습니다. 그때의 치료 방법은 식사 요법으로 하루 2,000칼로리를 섭취량으로 정하고, 이 범위 안에서 야채를 먹거나 고기 및 생선을 충분히 섭취하도록 했습니다.

병은 당뇨 외에 변비와 고혈압3~4년 전부터이 더 심해져 라스치논, 비타민제·강압제·변비약·마르는 등 다섯 종류의 약을 하루 3번 식전 식후로 나누어 복용했습니다. 그러던 중 올 5월 I검사센터에 들렀는데, 마침 담당 원장님은 병으로 쉬고 계셨기 때문에 다른 의사에게 진찰을 받았습니다. 그 의사는 얼마 뒤부터 실명이 나타나고 혈압도 200 이상이 넘으면 생명이 위험하다고 진단했습니다.

그때 전자 치료기와 자연식 관계로 친분이 있던 P클리닉을 지푸라기라도 잡을 심정으로 방문해 M선생의 진단을 받았던 것입니다. 그 날 선생님은 여러 약의 부작용에서 생기는 폐해를 배제하기 위해 당장 투약을 중지하고 배아·엽록소·효소를 섭취해 정혈과 췌장 기능의 회복을 도모하는 것이 급무라고 지시해 주셨습니다.

일찍이 고혈압 환자는 강하제를 계속해서 써야 한다고 들었기 때문에 선생님에게 물었는데, 선생님은 조용한 어조로 "나의 치료법을 10일간만 계속하시오. 꼭 변화가 나타날 것입니다"라고 말씀하셨습니다. 그래서 나는 선생님이 말씀하신 대로 식사 요법을 하고 10일 뒤에 아내가 선생에게 줄 최선의 선물을 가지고 강화 식품을 구입하러 갔습니다.

그 선물이란 **첫째** 시력이 좋아졌다. 지금까지 난시, 근시안경이 오히려 방해가 될 정도였다. **둘째** 변통이 좋게 되었다. **셋째** 안정 때의 혈압이 152와 76이 되었다. **넷째** 몸이 가뿐해졌다. **다섯째**

당뇨가 나왔다 안 나왔다 한다. 여섯째 귀 울림이 세다 등이었습니다. 선생은 몹시 기뻐하시며 "그 연령 치고는 반응이 빠르시군요. 귀 울림은 이 치료의 최초 반응이기 때문에 염려하지 않으셔도 됩니다"라고 말씀하셨습니다.

그 이후 약 1개월이 지난 7월 10일 다시 클리닉을 방문했습니다. 그때 이곳에 왔을 땐 두 번을 쉬면서 올라갔던 언덕길을 단숨에 올라가 나 자신도 놀랐습니다. 그것을 말씀드리자 선생은 매우 기뻐하시면서 "스트레이트입니까?"라면서 활짝 웃던 얼굴이 지금까지 내 머릿속에서 사라지지 않고 있습니다. 8월 상순 3번째 진단을 받기 위해 상경한 날은 한가위 전날로 날씨가 가을답지 않게 더웠지만, 더위를 잘 타는 내가 넥타이까지 단정하게 매고 찌는 듯한 아스팔트길을 걸어갔습니다. 하지만 그것은 마치 해수욕을 한 다음 더운 모래사장에 몸을 문지르는 것과 같은 기분을 느꼈습니다.

그것을 선생님에게 말하면서 귀 울림이 거의 사라졌다고 말하자 기뻐하시면서 "당신은 힘도 붙고, 신장, 간장 기능과 혈당도 정상에 가깝게 되었습니다"라고 말씀하셨습니다. 그렇지만 나는 조심스럽게 "어쩌면 제 병도 나을 수도 있겠군요"라고 묻자 "나을 정도가 아닙니다. 당신은 벌써 완쾌 쪽으로 진행 중입니다"라고 대답했습니다. 그 순간 나는 가슴 속에 뜨거운 것을 느꼈습니다. 오랫동안 나의 병으로 고생시켰던 아내에게 한시라도 빨리 이 사실을 알리기 위해 집으로 돌아오자, 아내는 "당신은 꼭 어린애 같다"며 꾸지람을 하더군요.

당뇨병으로 괴로워하시는 여러분! 자기 병을 부끄러워하여 어떤 한 사람의 의사에게 맡기지 말고, 환자 여러분의 체험담을 서로 주고받으면서 현대 의학에서 다루지 않는 이론일지라도 생각해 수긍

할 점이 있다면 한번쯤 시도해 보는 것도 중요하다고 생각합니다.

나는 10년 전에 술, 3년 전에 담배를 끊은 것과 함께 현재는 가족 전원이 현미, 채식으로 전환했다는 것을 덧붙여 말씀드립니다.

비만

나는 10년 전부터 아침에 일어나면 몸이 나른하면서 손발에 부기가 자주 나타나고, 피곤하고 기력이 없습니다. 또한 가사를 돌보고 있으면 정신이 딴 곳으로 쏠리고 부기나 피곤에 빠지는 나날이 계속되었습니다.

이래서는 안 된다고 생각하지만 저로서는 어쩔 수가 없습니다. 당시 할머니와 두 남자 형제, 남편과 저를 합쳐 모두 다섯 식구였습니다. 저는 담배소매점을 하고 있지만, 이럴 정도로 피곤할 나이가 아닌데 하면서 저 자신에게 타일러도 몸이 말을 듣지 않습니다. 그렇게 지내던 1968년 봄 할머니께서 돌아가셨습니다.

맏아들은 초등학교 4학년이고 둘째는 유치원에 다니게 되었는데, 남편과 아이들을 보낸 뒤 저의 시간을 낼 수가 있었기 때문에 가게를 보면서 좋아하는 뜨개질로 친척이나 이웃집 사람들의 스웨터를 뜨게 되었습니다. 그러나 어깨가 결리거나 눈앞이 뿌옇게 보여 생각대로 되지 않았습니다.

1968년 여름에 맹장 수술을 받았습니다. 퇴원한 뒤 얼마 지니지 않아 발목 근처가 아파서 도저히 걸을 수 없게 되었습니다. 그래서 병원을 찾아갔는데 신경통이라는 진단을 받고 아리나민 등을 처방받아 복용하면서 통증을 이겨 냈습니다. 식사는 영양을 섭취하기 위해 고기·생선·계란·단 것 등을 열심히 먹은 결과 체중이 계속 불어났습니다.

　9월부터 조석으로 서늘해져 뜨개질을 할 수 있겠다고 생각했지만, 세월이 흐를수록 어깨가 결리고, 등까지 아파서 밤중에 몇 차례나 잠에서 깨어나 뜬눈으로 지낸 날이 반년쯤 계속되었습니다.

　9월 마지막이 가까울 무렵부터 자연히 병이 낫다가 재발하기를 2~3년 되풀이되었습니다. 그래서 병원을 찾아가 진찰했는데, 늑간신경통이라는 진단을 받고 반년쯤 통원 치료를 했지만 별 차도가 없어 포기하고 말았습니다. 72년 가을이 되면서 밤낮을 가리지 않고 병으로 시달리게 되었습니다.

　1년 동안 하루도 빠짐없이 아픈 것이 완화되지 않아 다른 병원을 찾아가 혈액 검사와 X레이 촬영을 해보았습니다. 결과는 류머티즘과 좌골신경통이라는 진단을 받았습니다. 나는 언젠가 신문에서 '왕자의 병'이라는 제목을 보고 어떤 병인가 궁금해서 기사를 읽었는데, 그것은 신경통이나 류머티즘을 가리키는 것이었습니다. 이것에 걸리면 평생 동안 낫지 않기 때문에 '왕자의 병'이라 일컫는다고 했습니다. 그 글 가운데 '바늘방석'이란 말도 있었는데, 나는 이 기사를 쓴 사람도 이 병에 시달리고 있다는 것을 알았습니다. 당시 저는 '왕자의 병'을 너무 과장된 표현이라고 생각했지만 내가 같은 입장이다 보니 그 신문 기사가 생생하게 기억되었습니다.

　정말 '왕자의 병'이란 말이 꼭 들어맞고 바늘방석이란 말도 옳다고 수긍되었습니다. 일을 할 때나 안 할 때나, 밤낮 구별 없이 항상 손발·허리·어깨 등 온 몸을 바늘로 찌르는 것처럼 따끔거려 이루 말할 수 없는 불쾌감이 따릅니다.

저의 일생은 '바늘방석' 위에서 보낼 것인가 하면서 체념하고 있었습니다. 그러던 중 친척이 『자연의학』 잡지를 보내 왔는데, 내용 중 관절류머티즘을 식사 요법으로 치료한 사람의 기사를 읽었습니다. 나도 J클리닉 M선생님의 지도를 받기 위해 1974년 7월 24일 그곳을 방문했습니다.

여러 가지 진찰한 결과 "당신은 반드시 낫습니다"라는 M선생님의 말씀을 듣고 가슴이 메었습니다. 선생님은 현미, 채식 요법을 지시했고, 나는 식사의 맛은 생각지 않고 완쾌하고 싶은 일념으로 모든 정성을 쏟았습니다. 첫 번째 진찰 때 키 146㎝에 체중이 56㎏이었지만, 현미, 채식을 시작하고부터 체중이 줄고 몸이 가뿐해졌습니다. 이것은 모두 자연식의 덕택으로 생각하고, 사람에게 식사가 얼마나 중요한 것인가를 거듭 실감하게 되었습니다.

두 번째 진료 때 체중이 6㎏이 줄었습니다. 선생님은 "당신은 이 식사가 잘 맞는 것 같습니다. 그대로 계속하세요"라고 말씀하셨습니다. 두 달째부터는 엷은 종이를 한 장 한 장 벗겨 내듯 아픈 것이 완화되었습니다. 12월에서 1월에 걸쳐 좋은 날씨 탓도 있겠지만, 병은 씻은 듯 없어지고 건강이 좋아졌습니다. 한마디로 감기도 걸리지 않고 '바늘방석'에서 내려올 수가 있었던 것입니다.

일전에도 M선생님의 진찰을 받았는데, 내장 기능도 양호하다는 했습니다. 지금은 체중이 10㎏나 줄었지만 앞으로 조금 더 줄이려고 생각합니다. 이 기쁨을 여러분들과 함께 나누려고 생각합니다만 잘 이해해 주시지 않을 것 같아서 조바심이 납니다.

선천성 심장판막증

미선이가 선천성 심장 질환으로 진단받은 것은 생후 1개월 때였습니다. 전혀 예기치 않았던 일이었기 때문에 눈앞이 캄캄했습니다. 원인을 곰곰이 생각해 보면, 임신 3개월 때 유산을 막기 위해 많은 약을 먹고, 주사를 맞은 것이 아니었나 생각됩니다.

어쨌든 미선이의 상태는 허리부터 아래까지 가냘프고 수족까지 가늘어 언뜻 보면 약해 보이는 갓난아기였습니다. 더구나 우유를 마셔도 곧장 토하고 감기까지 걸려 열이 높았습니다.

나는 S시립대학 부속병원에 통원 치료를 시작하면서 미선이의 병이 심실중격결손증선천성 심장판막증, 즉 심실 중간에 구멍이 막히지 않고 그대로 남아 있는 질환이라는 진단이 나왔습니다. 그렇지만 병원에서는 X레이나 촬영하거나 심전도를 검사하거나 심음을 듣고 경과 외에는 별다른 치료 방법이 없었습니다.

처음엔 자연치유의 가능성도 있다고 했지만, 얼마가 지나면서 점점 폐압이 올라가고 심장까지 비대해 가고 있었기 때문에, 때가 되면 수술을 받아야 한다고 했습니다.

미선이 때문에 이런저런 고민에 빠져 있을 때 친언니로부터 자연식품이야기를 들었고, 얼마 후 H사 자연식품센터를 찾아가 전문가 선생님을 소개받았습니다.

그때 선생님께서 "수술을 받으실 필요가 없습니다"라는 힘찬 말씀에 난 많은 격려를 받았습니다. 그 뒤로부터 가능한 한 철저하게 식사를 현미식으로 전환했습니다. 이제 겨우 생후 6개월이 된 미선인지라 현미죽을 믹서로 갈아서 때에 맞춰 초목의 새싹 된장국·팥·당근 등을 넣어 밀크와 함께 먹였습니다. 다행스럽게 미선이는 아주 잘 받아 먹었습니다. 이 밖에 봉양효소·모리진·그린하이칼 등의 강화 식품도 끊이지 않고 조금씩 먹였습니다.

당시 통원하고 있던 S시립대학 부속병원에서도 경과가 매우 좋다며 자연치유 가능성이 높다고 했습니다. 세월이 흘러 만 3살이 되었을 땐 모두 나았다며 더 이상 오지 말라고 했습니다. 그때 약간의 잡음이 들린다고 했는데, 성장하면 자연적으로 없어진다고 했습니다.

미선이가 건강하게 된 것은 오로지 전문가 선생님 덕분으로 집안 식구들은 그분에게 감사드리고 있습니다. 어쨌든 위의 아이 둘과 비교해 보면 지금까지 웬만해선 감기가 잘 걸리지 않고 상처가 생겨도 곪는 일이 드물며, 충치 또한 전혀 없습니다.

또한 미선이가 지금까지 맞은 유일한 예방접종이었던 종두종두 이외의 예방주사는 선생님의 말씀에 따라 모두 배제했습니다도 감쪽같이 치렀습니다. 키나 몸무게도 모두 표준인 건강한 아이로 무럭무럭 자라고 있습니다.

그렇지만 이렇게 건강을 되찾기까지는 저와 식구들에게는 여러 가지 어려움이 있었습니다. 처음엔 영양이 없는 것만 먹이다가 발육이 늦지 않을까 하면서 마음을 졸이던 때도 있었습니다. 또 케이크나 아이스크림을 먹고 있는 이웃집 아이들을 부러운 듯 바라보고 있는 미선이의 모습에 마음 아팠던 일도 많았습니다.

그러나 반드시 낫는다고 말씀해 주신 선생님의 말씀에 굳게 마음먹고 현미식으로 전환했던 것입니다. 심실중격결손증의 30%만 자연치유가 된다고 하지만, 현미식이 널리 보급되면 이런 확률은 훨씬 더 높아질 것으로 믿습니다.

스몬병

내가 스몬병으로 고생하기 시작한 것은 담석증 수술로 입원 중일 때였습니다. 1970년 10월 고열과 복통으로 H암센터에서 검사했습니다. 그 결과 담석증으로 진단되어 이듬해인 71년 1월 12일 수술을 받게 되었습니다. 수술은 그것으로 세 번째였습니다. 담석 외에 난소에도 종양이 발견되어 난소를 둘 다 절제했습니다.

수술 뒤인 같은 달 29일, 돌연 허리 아랫부분에 마비가 나타났습니다. 아울러 시력이 저하되고, 입 안에는 녹색이끼와 비슷한 것이 퍼져서 식욕을 아주 잊어버렸습니다. 한마디로 스몬병에 걸린 것이었습니다.

하반신의 통증과 복통이 계속되고 돌아눕지도 못했으며, 날마다 점적주사와 함께 두 손을 쥐고 이를 악무는 입원 생활이 계속되었습니다. 병에 백기를 들고 죽음을 생각한 것이 여러 번이었을 정도로 괴로움의 연속이었습니다. 그 뒤 4월부터 보행 훈련을 받을 수 있게 되면서 6월에 퇴원했습니다.

퇴원 후에도 통증이 사라지지 않아 약 1년 동안 매일 효과 없는 점적과 근육주사를 되풀이했습니다. 그러다가 아픔이 더욱 극심하게 된 것은 72년 6월부터였습니다. 갑자기 41℃의 고열과 하반신 격통이 엄습하면서 눈을 뜨는 것조차 괴로울 정도가 되었습니다.

당시 나는 '분발했지만, 이번은 끝장이구나. 영락없이 사자 밥이 되겠구나'라고 생각했습니다. 통원이 불가능했기 때문에 병원에서 항생 물질과 발병 때부터 주던 부신피질호르몬을 복용했습니다. 그것 때문인지 고혈은 내렸지만 37~8℃의 열은 지속되었습니다.

더구나 식사를 하면 20분도 채 걸리지 않았고, 이로 인해 위의 오른쪽이 아프기 시작하면서 숨조차 제대로 쉴 수가 없을 만큼 고통이 따랐습니다. 발은 경련을 일으켰고, 스몬병 발병 당시로 되돌아간 느낌이었습니다. 계속되는 격심한 통증을 멈추기 위해 부신피질호르몬을 장기 복용한 것이 원인이 된 것인지는 모르겠지만, 여하튼 손발에 붉은 반점이 나타나면서 얼굴이 몹시 붓고 체중이 50kg에서 38kg까지 떨어졌습니다.

그래서 백과사전을 통해 부신피질호르몬을 찾아보았는데, 부작용의 무서움이 적혀 있어 의사 선생님과 상의해 투약을 중지했습니다. 그러자 통증이 다시 찾아왔는데, 그 고통은 젖은 수건으로 하반신을 식혀 아픔을 가시게 할 정도로 격심했습니다. 여하튼 고통의 밑바닥에서 '하나님이나 부처님이 이것을 잊을 수가 있을까?' 라며 울며 지낸 날도 허다 했습니다. 또한 그 어떤 치료에도 효과가 없었기 때문에 나는 몇 차례나 발을 절단하고 싶다고 선생님께 상의한 일도 있었습니다.

그러든 어느 날 하나님의 도우심이었는지 친구로부터 O클리닉을 소개받았습니다. 나는 한 가닥 희망으로 생각하고 남편과 함께 서울로 올라와 M선생님에게 진료를 받았습니다. 검사 결과 내장 전체의 기능이 저하되어 있고, 특히 신장과 간장이 나쁘다고 했습니다. 그런 후 팥과 율무를 넣은 현미식과 채식 및 강화 식품에 대한 식사 지도를 받았습니다. 집으로 돌아온 나는 선생님의 지시대로 빠짐없이 실행했습니다.

그 결과 믿지 못할 일을 겪게 되었습니다. 선생님의 지시를 수행한 이틀 뒤부터 발이 매우 가벼워졌고, 복통까지 없어지면서 희망이 솟아나기 시작했습니다. 그래서 날마다 즐거운 생활을 할 수 있게 되었던 것입니다.

이것은 정말 나에게 엄청난 변화였습니다. 집의 계단을 뚜벅뚜벅 올라가는 즐거움, 발이 아프다, 무겁다, 잘라 낸다면서 날마다 넋두리만 해서 집안이 어두웠지만 지금은 모든 것이 바뀌었습니다.

지금의 상황을 말씀드리면 잠도 잘 자고, 변통도 좋고, 가사를 잘 돌보고 있기 때문에 마음으로부터 감사의 나날을 보내고 있습니다. 반년이란 짧은 기간에 이렇게 좋은 결과를 얻게 된 것은 행운이라고 생각합니다. 오랜 병고에서 빠져 나올 수 있었던 기쁨을 무엇이라 말해야 좋을지 모르겠습니다. 아직 완치까지는 멀었다고 생각되지만, 현미 자연식에 유일한 희망을 걸고 최선의 노력을 하고 있습니다.

십이지장궤양

O클리닉 진찰실에서 나는 M선생님에게 "십이지장궤양과 위궤양이 유문부 두 곳에 있고, 내과적으로 치료를 했지만 낫지 않아 의사로부터 '장내 암성으로 변화될 우려가 있고, 유문부의 협착도 있다'며 수술을 권고받고 있는 상태입니다. 저와 같은 병도 자연식 요법으로 고칠 수가 있겠습니까?"며 여쭤 보았습니다.

그러자 M선생님께서 "수술하기 전 내원하기를 잘했습니다. 수술은 절대로 하지 마세요. 수술을 하면 분명히 후회할 것입니다. 당신의 병은 반드시 낫습니다"라며 확신의 말씀을 해 주셨습니다. 그런 다음 "현미, 채식을 바르게 하시면 대체로 당신의 연령대이면 약 반년쯤이면 반드시 낫습니다"라고 하셨습니다.

1973년 11월 27일 이전, 자각 증세를 느끼고부터 O클리닉의 진찰을 받기까지의 경과를 적어 보겠습니다. 1973년 3월초 후텁지근한 여름날 오전 11시경이었습니다. 지금까지 경험한 적이 전혀 없는 윗배 부분에서 끔찍하고 답답한 고통을 느꼈습니다. 그렇지만 항상 식욕이 왕성했고 체중도 증가해 어제 마신 술이 과했나 보다라는 정도로 생각했습니다. 더구나 점심을 먹자 통증이 사라졌습니다. 하지만 그 뒤로부터 점심과 저녁 사이의 공복 때가 되면 매일 정기적으로 불쾌한 고통이 나타났습니다.

한 달 동안 이와 같은 증세가 지속되어 가까운 위장과 전문의를 찾아가 X레이 촬영을 했습니다. 그 결과 십이지장궤양이 있고, 특히 위는 유문부 두 곳에 궤양이 있다고 했습니다. 또한 위 카메라의 소견서를 보면 무척 오래된 궤양처럼 보인다고 했습니다. 의사는 주 2회 합계 20대의 주사를 맞으면 70%가 치료된다며 주사 요법을 권했습니다. 나는 그 70% 속에 들어가야겠다는 생각으로 열심히 통원 치료를 했습니다.

식사는 굳은 음식과 기름기 있는 음식을 피하고, 고통이 있을 땐 우유와 비스킷을 먹으라는 처방이었습니다. 통원 중 주사를 놓은 것은 간호사였고, 의사는 주사 수만을 확인할 뿐이었습니다.

이처럼 의사와의 대화도 없이 주사 20대를 모두 맞고 X레이 검사를 했습니다. 그 결과 담당의사는 "전날 밤의 수분이 위 속에 있는데, 이것은 유문부의 궤양이 장래 암성으로 변화하기 쉬우니 보통일이 아니다. 반드시 수술을 받아야 한다"라며 열심히 권고해 주셨습니다. 그때 수술을 받겠다는 결심도 했지만, 몸에 칼을 댄다는 것은 좋지 않다고 들었기 때문에 다른 방법을 생각했습니다.

다시 한번 병세를 확인하기 위해 다른 병원에서 X레이 촬영을 했습니다만, 결과는 마찬가지였습니다. 이곳에서도 "이 정도에 이르

렀으면 즉시 수술을 해야 한다"라는 진단이 나왔습니다. 벌써 자각 증세가 나타난 지 3개월 이상 경과했고, 병의 불안감으로 흰죽만 먹었기 때문에 체력은 매일매일 떨어지는 것을 피부로 느낄 수가 있었습니다.

이런 불안함과 윗배 부분의 괴로운 고통을 견디다 못해 11월 상순, 5~6년 전부터 시작한 자연식으로 건강이 매우 좋아졌다는 회사 상사의 부인을 찾아갔습니다. 그녀는 자연의학회원이었으며 클리닉에 가기 전 『육식 망국론』·『암은 무섭지 않다』·『건강자위론』 등을 먼저 읽어 자연식의 뜻을 파악한 다음 가 보라고 했습니다. 그 날 이후부터 책을 모조리 탐독한 다음 그녀에게 O클리닉의 M선생님을 소개해 달라고 부탁했던 것입니다.

어쨌든 M선생님의 "반드시 낫습니다"라는 확신에 찬 한마디를 지금까지 어느 의사로부터도 들어 본 적이 없었습니다. 나는 선생님에게 모든 것을 맡기고 자연식 요법을 시작했던 것입니다. 그러자 가족을 비롯해 주변의 모든 사람들은 그저 놀랄 뿐이었습니다. "아무 약도 안 먹어도 괜찮을까?", "위가 나쁜데 현미를 먹어도 좋은가?", "부식도 뿌리와 잎채소만으로 영양을 섭취할 수 있을까?" 등등의 말들도 많았습니다.

그렇지만 나는 이왕 시작하는 것이기 때문에 지시대로 철저하게 자연식 요법을 하겠다고 마음먹었습니다. 더구나 '병은 마음에서'라는 속담대로 이 요법으로 분명하게 병이 낫는다고 나 스스로에게 고취했습니다. 그로부터 1개월이 지나 정월이 되었는데, 병 때문에 술은 한 방울도 입에 대지 않았고 오직 현미만 씹고 또 씹었습니다.

회사에 출근할 때는 현미도시락을 지참하고 약간의 부식과 함께 된장국, 민간차 외에는 물 한 방울 마시지 않았습니다. 이런 요법을 2개월 동안 실시한 1월 하순경부터는 기호가 바뀌었는지 담배를 피우고 싶은 마음까지 없어져 중단했습니다. 물론 윗배 부분의 고통은 여전히 계속되었지만, 아픔의 형태나 종류가 달랐습니다. 즉 공복에 통증이 나타났는데, 답답한 증상이 없어지고 아픈 부위도 명치로 한정되었습니다. 그리고 시간도 단축되었으며 잡아당겨지는 듯한 고통으로 바뀌었습니다.

3월이 되자 M선생님으로부터 "당신의 몸에는 자연식 요법이 적합합니다. 자율신경도 매우 안정되었지만 되도록 몸을 쓰시고 땀을 흘릴 정도의 운동을 하십시오"라는 지시를 받으면서 점차적으로 자연식 요법에 자신을 갖게 되었습니다. 3월이 끝날 무렵인 어느 날, 며칠 동안 잊어버렸던 고통이 다른 방법으로 나타났는데, 나는 이번 고통이 마지막일 것이라는 느낌을 받았습니다. 과연 장기간의 고통에서 드디어 해방되었던 것입니다.

그 후 봄부터 정원의 잔디를 깎으면서 땀을 몹시 흘려 몸의 신진대사를 높이도록 했습니다. 7월 10일 진찰 결과 M선생님은 "혈액과 내장 기능 모두가 대단히 양호합니다. 십이지장궤양과 위궤양이 완전히 나았다고 판정합니다"라고 했습니다.

이렇게 빨리 이전의 건강체로 더구나 수술을 받지 않고 완치되었던 것입니다. 그래서 지난 여름에 이루지 못했던 알프스 등산을 실현하려고 계획을 세우고 있습니다.

유방암

저는 1956년에 유선염에 걸린 경험이 있었습니다. 그것과 관계가 있었는지 1969년에 유방암 왼쪽으로 진단되어 추운 겨울에 수술을 받았고, 퇴원 이후에도 방사선 치료를 20여 회 받아 왔습니다. 암은 발생 부위를 절제해도 다른 곳으로 전이한다고 들었기 때문에 항상 무거운 불안감으로 어두운 나날을 보내고 있었습니다.

1971년 겨울, 기침이 심해서 걱정도 되어 흉부 뢴트겐을 찍었는데, 왼쪽 흉부로 암이 전이되어 심부방사선 치료를 9회쯤 받고 호르몬주사도 3회쯤 맞았습니다. 그 해 가을이 되면서 병원을 국립암센터로 옮겨 호르몬 요법인 부신과 난소를 척출하고 코티존을 하루에 130mg을 복용했습니다.

이처럼 일류 병원에서 최고의 의사들이 치료했습니다만, 하루하루 다가오는 몸의 육체적 붕괴에 대한 불안감은 사라지기는커녕, 오히려 더 압박할 뿐이었습니다. 더구나 수술을 받을 후부터 체력을 튼튼히 하려고 백미 외에 고기·우유·계란 등을 되도록 많이 먹었습니다. 하지만 몸은 더 피곤해지기만 하였습니다.

그런 상태였을 때 우연하게 C주간지 기사에서 M선생님의 『암은 두렵지 않다』를 읽게 되었습니다. 내용 하나하나가 수긍되었고 정말 그렇겠다는 생각으로 지금까지 몸 속에 쌓인 육식의 독을 몸 밖에 빨리 내보겠다는 일념으로 봉양효소를 마시기 시작했습니다. 봉양효소도 몸이 나쁜 사람에겐 맛이 없게 느껴진다고 M선생님이 말씀하셨는데, 정말 맛이 없어서 무척 애를 먹었습니다. 그렇지만 '식생활을 완전히 전환하자, 이제는 M선생이 말씀하신 대로 따르고 있어 더 이상 나쁘게 될 일은 없을 것이야. 이제부터는 좋게 될 것이다' 라는 확신이 생겼습니다. 이후부터 지금까지 그 동안의 불안감이 어디론가 사라지고 밝은 기분으로 매일 아침을 맞이하고 있어 정말 고맙게 생각하고 있습니다.

　요즘은 봉양효소를 맛있게 마시게 되면서 이전처럼 피로가 심하지 않고 식생활도 여러 가지를 고안해서 먹고 있습니다. 지금은 남편과 함께 율무 수프를 애용하면서 쾌조의 나날을 보내고 있습니다.

위궤양

　나는 공무원이기 때문에 해마다 단체로 X레이를 찍습니다. 그런데 1967년의 정밀 검사에서 초기 위궤양으로 진단되어 통원 치료하면서 치유했습니다. 그렇지만 그 뒤로부터 위의 상태가 나빠져 통원하고 있으며, 해마다의 받는 정기 검사에 솔선수범으로 참가하고 있습니다. 1972년 8월, 정밀 검사를 받기 위해 S시립후생병원에 입원했습니다. 검사 결과 또다시 위궤양으로 진단되었는데, 잘라내는 것이 좋겠다고 하여 9월28일 수술을 받았습니다.

　난생 처음 3개월의 입원 생활을 경험하고부터 평소 생각해 보지 않았던 건강의 고마움을 절실히 느끼게 되었습니다. 퇴원 후, 친척의 소개로 M선생님의 저서를 탐독하고 지금까지의 식생활에 의문을 가지게 되었습니다. 우리들은 지금까지 생선회·우유·돼지고기·버터·치즈 등을 영양식으로 알고 먹어 왔습니다. 그것이 몸에 나쁘다고는 사실을 알지 못했던 것입니다.

　그 후 한약을 구입하려고 K대 자연식센터를 찾아가 여러 가지를 알아본 결과, O클리닉의 M선생님에게 직접 지도를 받는 것이 좋겠다는 말을 들었습니다. 나는 곧바로 예약하여 1973년 2월 3일에 M선생님의 진찰을 받았습니다. 선생은 나의 식생활의 잘못을 지적하시고, 몸은 심한 음성이라고 진단하셨습니다.

   그 날부터 주식은 현미팥 1·율무 1을 한 숟갈에 50회씩 씹에서 위로 보내며, 미역과 녹미채를 넣은 된장국과 함께 부식은 데쳐서 깨기름을 묻힌 푸른 채소·야초·뿌리 채소류무·당근·우엉·연뿌리를 간장에 조린 것, 생선류의 전체식, 강화 식품으로써 그린하이칼, 헤리크로겐·봉양효소·시지면현재의 파루가, 달이는 약으로 삼백초·쑥·감초 또는 엄금하지 않으면 안 된 것은 고기·우유·계란 등의 동물성 식품·백미·백설탕·화학조미료 등의 삼백식품, 또 제철의 야채, 야초를 충분히 넣어 지시받은 대로 자연식으로 바꾸었습니다.

   다행히 집터가 넓어 3년 전에 심은 대숲에서 죽순·두릅나무의 새싹·머위의 줄기·쇠뜨기·쑥·민들레·미나리 등이 집 둘레 들길이나 둑에 싹트는 즉시 따서 부침개, 튀김을 해 먹고 밭에는 토란·무·깨·당근·순무·마늘·옥수수·양파·콩·팥·구기자·참마나 채소 등을 항상 심었습니다. 화학비료나 농약을 사용하지 않고 해충은 식전에 잡았으며, 자연농법으로 재배하고 친척집에도 나누어 주었습니다. 또 쑥·미나리·토란 줄기·무 썰어 말린 것은 건조시켜 보존식으로 하고 매실도 집에서 따서 김이나 깨소금과 함께 날마다 먹고 있습니다. 매실 농축액을 만들 때에 자소의 잎을 동시에 넣어 담그면 맛이 더 납니다. 유무를 조금 심어 보니 잘 자랐는데, 도정할 적당한 기계가 없어 상식하고 있습니다.

   자연식으로 전환한 후부터 회사로 출근해서도 달인 약을 계속 마셨습니다. 술·생선회·고기류는 일체 먹지 않습니다. 여행할 경우에도 자연식으로 점심은 물론 되도록 많이 가지고 갑니다. 이후 5개월을 경계로 몸무게, 폐활량 등이 조금씩 늘고 감기 한 번 걸리지 않았습니다.

　1975년 3월부터 자연식을 시작해 2년이 경과한 지난날 M선생님에게 진찰을 받았는데, 완전히 나았다는 선생님의 말씀에 우리 부부가 모두 기뻐하고 있습니다.

위암

　설마, 암일 줄이야….

　나는 군대를 제대하고 젊을 때부터 체력에 자신이 있었습니다. 술도 남보다 더 마시고 절제가 없는 생활을 해왔습니다. 전쟁이 끝난 직후 30세쯤의 때에 담석을 앓은 일은 있었지만, 곧바로 나아 아무렇지도 않았습니다. 그 뒤부터는 병 같은 병을 앓아 본 적이 없었습니다. 위장은 튼튼한 편이라고 할 수는 없었지만 위암이거나 위궤양에 걸릴 줄은 꿈에도 생각하지 못했습니다.

　회사를 그만두고 개인 사업을 시작한 것이 1968년경이었습니다. 당시 거래처가 80여 개로 노무경영의 고문으로 월 2~3회를 일주하는 것이 전부였습니다. 지금 생각해 보면 고된 일이었고, 정신노동 중 특히 신경을 많이 썼기 때문에 발병된 것 같습니다.

　일은 점점 늘어났지만 위의 상태는 점점 나빠져 뿌듯하게 느껴지고 배가 고프면 따끔거리는 통증이 있었습니다. 의사한테 가 봐야겠다고 맘은 먹었지만 여간 기회를 만들 수가 없었습니다. 그러다가 1971년 6월에야 처음 병원을 찾아갔습니다.

검사 결과 의사는 "위궤양인데 곧 수술을 받지 않으면 암이 된다"라며 수술을 받으라고 권유했습니다. 나는 혹시나 싶어서 암으로 권위를 자랑하고 있는 T병원으로 갔습니다. 거기서도 "지금 결론을 내릴 수는 없지만 수술을 받아야 할 것이다"라는 말에 충격을 받았습니다. 드디어 7월 23일 수술을 받고 위의 3분의 2를 절제했습니다.

그런데 수술 직전에 형제와 친척들이 줄줄이 몰려왔습니다. 나는 무슨 큰일이라고 이렇게 찾아올까 라고 생각했는데, 후일에 알았지만 내 병은 위암이었던 것입니다. 그것도 제2기 증상으로 앞으로 살아야 반년에서 1년이라고 해서 이런 소동이 벌어졌던 것입니다. 그렇지만 나만은 위궤양이라고 알고 있었습니다. 그때 집식구들은 1주일간 목이 메어 밥이 제대로 넘어가지 않았다고 했습니다.

하지만 나는 그런 사정을 모른 체 속으로 사업에 대한 염려로 "언제까지 여기 있을 수가 없다"고 생각해 하루 빨리 퇴원할 궁리만 했답니다. 수술 후 식사 시간만 되면 우울할 만큼 병원의 식사가 싫었습니다. 더구나 유동식 같은 것을 도저히 먹을 수가 없었습니다.

8월 5일 퇴원했지만 업무의 양이 완전히 줄었습니다. 더구나 "차를 절대로 운전하지 말라", "한 달 동안 잘 참아라"는 의사의 충고로 택시로 외출했습니다. 또한 고객들에게 사정을 이야기해 가능한 한 사무실로 오도록 하면서 외출을 피했습니다.

퇴원 후 1개월이 지나면서 업무는 궤도에 올랐지만 몸은 좋아지지 않았습니다. 조금만 과식하면 식은땀이 나고 메스거리면서 위의 답답함이 풀리지 않았습니다. 그런 생활 속에서 '술도 안 돼',

'담배도 삼가'는 참기가 무척 힘들었습니다.

"무슨 수를 써서라도 나아야지, 이래서는 살아갈 수 없다"라고 생각하면서 혼자 초조해하고 있을 때, 아내가 '암은 낫는다는 선생님을 발견했다'며 나를 O클리닉으로 데려갔습니다. M선생님은 진단 후 나에게 "자연식을 시작해 보세요"라며 권했습니다. 이후 이것을 먹어라, 저것을 마셔라는 등의 긴 강의만 들었습니다. 더구나 남자인 내게는 이런 것이 무척 서툰 일이었습니다. 특히 효소를 처음 마실 때 정말 힘들었습니다. 물론 지금은 아무렇지도 않습니다.

이렇게 식사 요법을 시작한 것이 72년 3월로 수술한 후 반년이 지난 뒤였습니다. 하지만 식사 요법을 시작했다고 특별한 효험이나 효과가 없었습니다. 이때 나는 맛없는 효소를 꾸준하게 규칙적으로 복용하지 않았습니다. 이처럼 성의 없는 나에게 지친 아내는 9월에 M선생님을 찾아가 남편에게 병명을 알려 주라는 부탁을 했습니다. 그때 비로소 내 병이 위암이라는 것을 알게 되었습니다.

그 전까지 위궤양으로만 알고 있었는데, 그것도 제2기 증세로 앞으로 반년 남짓 살 수 있다는 말에 나는 영혼이 빠져 나간 심정이었습니다. 그때 M선생님은 나에게 "걱정하지 마시고, 내가 지시하는 대로만 하면 100% 고쳐 드리겠습니다"라고 말씀하셨지요. 그러나 이것은 죽음의 선고나 다름없기 때문에 밤마다 잠을 이루지 못했습니다.

그래서 새벽 3시에 산책을 나가는 경우가 많았지만, 마음을 진정시킬 수가 없었습니다. 지금까지 하나님이나 부처님에게 의지한 일이 없었지만, 나는 불단을 만들어 속으로 '하나님! 부처님!' 하면서 아침저녁으로 빌 뿐이었습니다. 당시 이런 정신적인 지주가 없었다면 초조하고 불안한 마음을 진정시킬 수가 없었을 것입니다.

어쨌든 성심껏 자연식 요법을 하게 된 것은 이런 정신적 갈등이 시작되면서 하게 되었습니다. 이때부터 다른 사람으로 변신된 것처럼 진지하게 아침·점심·저녁에 6~7종류의 약을 마시고 맛없던 효소도 한 달에 한 병 마시던 것을 세 병이나 마시게 되었습니다. 더구나 규칙적인 식사를 하고 자연식 이외는 일체 입에 대지 않았습니다. 설령 외출을 해도 점심때는 집에 돌아와 식사를 하고 한 시까지 휴식을 취하곤 했습니다.

　그러다가 지난해 1월 O클리닉에 갔는데, M선생님께서 "이제 매우 좋아졌습니다. 그러나 여기서 방심하면 다시 원상태로 돌아갈 가능성이 있습니다"라고 하셨습니다. 자연식을 꾸준히 한 결과 차츰차츰 몸이 좋아지는 것을 느꼈습니다. 7, 8월경에 다시 O클리닉을 찾아갔는데, 90%쯤 회복되었다고 했습니다. 지금은 사경을 헤매다가 그것을 벗어나 완전히 해방되었습니다. 나는 이 경험을 통해 하나의 결론을 내렸습니다. 그것은 병세·체질·기타를 검사한 결과에 따라 내려지는 의사의 지시를 충실히 지키는 것입니다.

폐암

　폐암 증세가 있다고 의사에게 진단을 받은 것은 지난해 4월이었습니다. 직장의 단체 건강진단을 통해 흉부에 이상이 발견되었고, 재진 때 단층 촬영에서 폐암 증세가 나타나, 황급히 전문병원을 찾아가 정밀 검사를 받으라는 지시를 받았습니다.

　곧바로 소개된 병원에서 진단을 받게 되었는데, 즉시 입원이 결정되면서 나는 비장한 각오로 입원한 것이 4월 22일이었습니다.

진단서의 병명은 폐종양으로 되어 있었습니다.

입원과 동시에 임파선 절제라든가 동맥조영 등 여러 가지 검사가 계속되었습니다. 한편 병동 안에서는 입원 중 돌아가시는 분이나 한번 퇴원했다가 얼마 되지 않아 재입원하는 사람들을 볼 때 암의 무서움과 인간의 무력함을 다시 한번 통감했습니다.

이때 서울에 사는 누이가 M선생님의 저서와 함께 폐암의 식양법을 편지에 상세히 적어 보내 주었습니다. 그리고 하루 빨리 상경하여 M선생님에게 진찰을 받도록 권고했습니다.

나는 선생의 저서를 몇 번이나 숙독했습니다. 다행히 서울에 살고 있는 조카가 '자연의학회' 회원이었고, 또 친구로부터 M선생의 이야기는 들은 적이 있었기 때문에 무리 없이 그의 주장을 받아들여 퇴원을 결심하게 되었습니다.

때마침 검사의 상태나 결과를 환자인 나에게 확실하게 알려 주지는 않았지만, 간장 검사 결과는 간경변이라고 했습니다. 폐암을 검사하고 있었는데, 간경변증이란 말에 나는 퇴원하기로 결정했습니다. 그것은 설령 폐암이 아니라 간경변이라고 해도 현대 의학으로는 더 이상 오래 살 수 없다고 판단했기 때문이었습니다.

당시 담당의사는 가슴을 절개하여 암이면 본격적으로 절제하는 방법이 최상이라고 했지만, 나는 그럴 마음이 전혀 없었습니다. 퇴원하겠다고 생각했지만 지금까지 성의껏 치료한 병원 의사선생님에게 내 의사를 전달할 용기가 없었습니다. 그럭저럭 여러 날을 보내다가 마침내 결심하여 "암도 간경변도 지금 의학으로는 손을 써 볼 수 없다고 합니다. 나는 자연식으로 체질 개선을 도모하고 병의 치료에 도움이 되었으면 합니다. 입원 중엔 자연식을 섭취할 수가 없기 때문에 통원 치료로 바꾸고 싶다"고 담당의사에게 청원하여 떼를 쓰다시피 해서 6월 중순에 퇴원했습니다.

퇴원한 날부터 현미식으로 바꾸고 6월 23일에 M선생님의 진찰을 받았습니다. 이때 선생님께서는 "양생하면 확실히 낫습니다"라고 말씀했을 때 눈앞에 광명이 비추는 기분이었습니다.

즉시 그 날부터 봉양효소·모리진·시지민·인삼차 등의 강화식품을 취하고 현미밥에도 팥, 율무를 넣어 꼭꼭 씹어 먹었습니다. 이후 신기하게도 가슴의 종양이 점점 작아져 소멸되었고, 10월 중순에는 입원하고 있던 병원의 선생으로부터 염려할 필요가 없다며 통원 치료까지 중단했습니다. 더구나 간장 쪽도 퇴원 할 때 GOT지수 106이던 것이 검사할 때마다 향상되어 9월에는 46으로 GOT지수도 90에서 48이 되었습니다.

몸도 점차 기운이 생기면서 지난해 8월부터 회사에 출근하기 시작해 현재까지 정상으로 근무할 만큼 회복되었습니다. 지금 아침은 본갈탕 한 잔, 매실 농축액 한 잔, 점심과 저녁땐 현미식에 무와 당근즙, 미역을 섭취하고 있습니다. 물론 강화 식품은 종전과 같이 섭취하고 있습니다.

내 스스로 경계해야 할 사항은 자연식을 규칙적으로 실행하지 않고 제멋대로 하려는 것입니다. 즉 조금만 몸이 좋아져도 자연히 저작의 횟수가 적어지고 부식을 너무 섭취하고 때로는 간식에 손을 대는 것입니다. 선생님의 말씀처럼 자연식의 원칙을 지킬 수 있느냐의 여부에 따라 치료의 성패가 달려 있다고 생각합니다.

따라서 여행이라든지 연회 등으로 식사가 불편한 때를 제외하고는 저 나름대로 식생활을 하고 있지만, 한층 더 정진하여 바른 현미, 채식을 실행할 수 있도록 노력하겠습니다.

혈청 간염

나는 1960년 3월 암성 위천공으로 병원에 실려가 수술을 받고 50일 만에 퇴원했습니다. 입원 중 항암 물질주사를 맞았는데, 이것이 원인이 되었는지 1개월 후 수혈로 혈청 간염에 감염되면서 재입원을 했습니다. 간염은 현대 의학으론 완치가 되지 않는다고 들어왔기 때문에 실망 속에서 입원 생활을 했습니다.

반달쯤 입원했을 때 신문에 소개된 M선생의 저서 『암, 두렵지 않다』를 구입해서 되풀이해서 읽었습니다. 이때부터 나는 현미, 채식을 본격적으로 해야겠다고 생각했습니다. 나는 퇴원해 집에서 책을 참고하여 곧장 시작했습니다.

약 1년 동안 200m쯤 걸으면 피곤하고, 독서를 해도 30분이면 피곤한 체질이었습니다. 그러나 현미, 채식의 섭취가 내 방식이었기 때문에 조금은 좋아졌다고 볼 수는 있지만, 본격적인 궤도에 오르려면 오래 걸리겠다는 생각을 했습니다. 이때 하늘의 도움이라 할지 아무튼 천풍회에서 M선생의 강연 통지를 받고 아내와 함께 참석했습니다. 그런 다음 지난해 9월 O클리닉을 찾아가 M선생의 진찰을 받았습니다.

선생은 나에게 내장이 좀 나쁘다고 하면서, 현미에 율무와 팥 또는 검정콩의 주식과 채식을 실행하도록 하고, 강화 식품으로써 봉양효소, 바지락 농축액, 그린하이칼 및 다섯 가지 약초류를 마시도록 상세히 가르쳐 주셨습니다. 운동은 무리하지 않은 정도면 얼마든지 하라고 일러 주셨습니다. 지금까지 의사는 안정하라고 하였는데, 운동을 해도 좋다는 말이 믿겨지지 않았습니다. 나는 선생님의 지시대로 실행해 보았습니다.

두 번째는 조금 호전되었다고 하고, 네 번째는 놀라울 정도로 내장이 좋아졌다고 해서 더욱 현미와 채식에 정진을 했습니다. 올해부터 골프도 한 라운드를 보통으로 할 수 있게 되었고, 그다지 피로를 느끼지도 않고 있습니다.

현미식은 체질과 맞게 하지 않으면 효과가 없습니다. M선생님에게 진찰을 받기 전, 내 마음대로 현미와 채식을 1년 남짓 해왔던 것이 잘못되었다는 사실을 알게 되었습니다.

여섯 번째 검사에서 선생님으로부터 "이제 더 염려할 것 없다. 계속해서 지금처럼 현미, 채식을 하라"고 해서 현재까지 실행하고 있습니다.

지금은 매일 마라톤 2km와 골프 27홀을 치고 있지만, 다음날이 되어도 피곤을 느끼지 않습니다. 우리 집에서 지하철역까지의 거리가 2km인데 걷고, 40분 동안 전차 안에 서 있어도 피곤하지 않습니다. 전에 잘 걸리던 변비도 낫고, 현미와 채식이 이렇게 좋은 것인지 새삼 놀라고 있습니다.

자연식을 하기 전 나는 의사와 친해져 신약이 나올 때마다 강한 것을 얻어 복용했습니다. 순간 고통은 사라지지만, 약의 부작용이 계속 쌓이면서 병이 된 것이고, 또 병으로 누워 있을 때는 독한 암약을 맞았기 때문에 몸이 매우 쇠약해졌던 것으로 생각합니다. 나는 "자신을 구하는 자는 자신 밖에 없다"라는 진리를 최근에서야 터득했습니다.

이것도 M선생님의 덕택으로 정말 감사하고 있습니다. 처음에는 의심도 하고 방황도 했지만, M선생님의 인도로 8개월 뒤인 현재 나는 건강을 회복하였습니다. 돌이켜보면 처음엔 과연 나을 수 있겠는지에 대한 의구심이 많았습니다. 그 뒤부터 나아도 낫지 않아도 좋다' '반드시 낫는다'로 생각이 점차 바뀌었습니다. 하지만 지금은 오직 선생님께서 인도하는 대로 따르게 되었답니다. 이것이야말로 얼마 동안이라도 건강하게 지낼 수 있을 것으로 생각하고 있습니다.

먹어서 병을 치료하는 식이요법
내 몸을 살리는 음식

초판 1쇄 발행 2012년 1월 20일 발행
중판 3쇄 발행 2024년 4월 8일 발행

편   저 | 해동건강연구원
책임 편집 | 이영달

펴낸곳 | 아이템북스
펴낸이 | 박효완
디자인 | 김영숙
마케팅 | 최용현

등록번호 | 제2-3387호
등 록 일 | 2001년 8월 7일
주   소 | 서울 마포구 서교동 444-15

※ 잘못된 책은 교환해 드립니다.